I0129219

Grigori Grabovoi

ZAHLENATLAS DER SCHÖPFUNG

DES MENSCHEN

UND DES EWIGEN LEBENS

TEIL 2
29481917489–390619 001798

Das Werk «Zahlenatlas der Schöpfung des Menschen und des ewigen Lebens» wurde erstellt von Grabovoi Grigori Petrowitsch im Jahr 2006 in russischer Sprache.
Ergänzt von Grabovoi G.P.

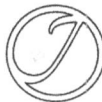

2017

Jelezky Publishing, Hamburg

www.jelezky-publishing.com

1. Auflage

Deutsche Erstausgabe, Februar 2017

© 2017 der deutschsprachigen Ausgabe

SVET UG, Hamburg (Herausgeber)

Auflage: 2017-1, 15.02.2017

Weitere Informationen zu den Inhalten:

„SVET Zentrum", Hamburg

www.svet-centre.com

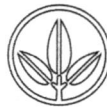

ISBN: 978-3-945549-33-9   © Г. П. Грабовой, 2006

In dem Werk «Zahlenatlas der Schöpfung des Menschen und des ewigen Lebens» sind Zahlenreihen aus den Werken von Grigori Grabovoi dargestellt und aufgeschrieben mit den diesen Werken entsprechenden Abkürzungen.

Durch Konzentration auf den Zahlenreihen, die in dem Altas enthalten sind, gewährleistet das eigene Bewusstsein des Menschen das ewige Leben für den physischen Körper, in dem es sich befindet, und allen anderen Objekten der Realität.

Der Atlas ist in 3 Teilen herausgegeben.

EINLEITUNG

Die Zahlenreihen in den von mir erstellten Werken existieren in dem Bewusstsein des Wahrnehmenden der Reihen und in der Information der ganzen Welt. In den absoluten Koordinaten der Sphäre der gesamten Information der Welt ist jede Zahlenreihe, sowie auch jedes andere Element der Information, in einem definierten Raum platziert. Die Information der von Liebe Vereinten ist verbunden und befindet sich im selben Raum. Der Schöpfer, der das Bewusstsein mit der Liebe zum ewigen Leben organisiert, hat den Ort der Vereinigung der Bewusstseinsinformation und dem im Verhältnis zum Bewusstsein äußeren Informationsbereich bestimmt. Die Zahlenreihen bestimmen ihre Position im Bereich des Gehirns im Zusammenhang mit dem Gewebe des Gehirns und gleichzeitig des gesamten Körpers. Die Substanz des Bewusstseins in Form von Zahlenreihen, in Kontakt mit einer bestimmten physischen Materie, ermöglicht es zu erfahren , wie die Seele die physische Materie erschafft. Die Zahlenreihe stellt eine bestimmte Technologie der Erschaffung konkreter Materie des physischen Körpers durch die Seele dar. Auf diese Weise, indem man die Zahlenreihen mit der physischen Materie des menschlichen Körpers fixiert, kann man die Methode der Konstruktion des physischen Körpers erhalten und gleichzeitig aus dem Körper der Wiederherstellung der Seele. Dies

6

ist eine fundamentale Position im absoluten Raum der Information. Und so ist das Geheimnis der Erschaffung der Menschheit gelüftet und ist allem Wissen zugänglich. Der Gott, der die Menschheit erschaffen hat, hat das Wissen über die Methoden der eigenständigen Schöpfung der physischen Körper durch die Menschheit durch die Arbeit mit dem Bewusstsein und der Seele gegeben. Aus seiner Ewigkeit hat Gott Wissen weitergegeben, das es allen Menschen und anderen Erdlebewesen ermöglicht, ewig in den physischen Körpern zu leben. Indem man sich die Zahlen anschaut, die in dem Buch vorliegen, und zwar von oben nach unten von einer Zahl zur nächsten übergehend, kann man den Körper des Menschen erschaffen, und auf diese Weise auch die Gesundheit fördern, verjüngen, seinem physischen Körper und allen anderen das ewige Leben gewährleisten. Wenn Sie für sich selbst arbeiten, fixieren Sie den Gedanken vor Beginn der Konzentration, dass die Arbeit für Sie erfolgt. Man kann sich auch vorstellen, dass Sie sich im Inneren einer kegelförmigen Oberfläche aus Reihen befinden oder hinter einer vertikalen Oberfläche aus Reihen, als ob sie sich in der Luft befinden. Indem Sie dadurch jemand anderen repräsentieren, arbeiten Sie für jemand anderen. Sie können Reihe für Reihe durchgucken oder durchlesen. Die Reihe fixieren, bei der Sie stehen geblieben sind und dann weitermachen. Man kann auch intuitiv in dem Buch die nötigen Reihen oder Seiten finden und diese aufnehmen. Wenn

Sie nicht einfach nur auf die Reihen schauen, sondern gedanklich damit arbeiten durch die von Ihnen erlernten Methoden, die sich in meinen Werken befinden, kann das Endergebnis schneller erreicht werden. Dieselbe Methode der Konzentration auf den Reihen des Zahlenatlas kann man auch für Auferweckung verwenden. Die Reihen kann man nicht nur im Bezug auf den Menschen anwenden, sondern auch indem man sich hinter den Zahlen Tiere und andere Lebewesen vorstellt, deren Ereignisse man normieren muss. Die Ereignisse sind mit dem Leben verbunden genauso wie das Leben mit den Ereignissen verbunden ist – durch ewige Selbstentwicklung. Bei der Anwendung solcher Reihen mit einer hohen Konzentration der Ewigkeit für die Gewährleistung des Nichtsterbens des ewigen Lebens konzentrieren Sie die Aufmerksamkeit darauf, dass je höher, umso weniger Zahlen. So hoch wie möglich bei einer endlichen Menge von Zahlen erscheint der absolute Raum des ewigen Menschen und anderen Lebewesen. Der Raum, wo die Lebenden unabhängig von den Zahlen sind oder anderen endlichen Werten. D.h. wenn man das Bewusstsein in diesen Bereich bringt durch Konzentration auf die Zahlenreihen des Buches und durch Wissen über die Existenz dieses Raums, gewährleistet das eigene Bewusstsein des Lebenden das ewige Leben für den physischen Körper, in dem es sich befindet und für alle anderen.

Jede Zahl ist durch das Bewusstsein des Körpers nachempfunden und gerichtet auf die Erschließung durch das Bewusstsein von anderen, d.h. für die Übertragung des Wissens über die Entstehung der Information an andere.

Wenn Sie darauf achten – welche Zahlenreihen welcher Bücher sich in der Nähe befinden, und nach jeder Zahlenreihe sind Anfangsbuchstaben der Namen der Bücher gegeben, aus denen die Zahlenreihen stammen – erhalten Sie Wissen über das Leben selbst, und zwar das ewige Leben. Sie können spüren, dass sich das Befinden der Reihen in der Nähe regelrecht durch das Leben atmet. Als ob Sie im Leben und dessen Energie baden würden und Sie verstehen, dass das Leben wirklich ewig ist, da es immer in Ihrer Nähe ist, in Ihnen und in allen anderen. Auf diese Weise vereint der Schöpfer Sie mit allen Lebenden auf der geistigen Grundlage, und Sie verstehen, dass das Leben in der Tat ewig ist, nicht zuletzt deshalb, weil der einst manifestierte Geist offensichtlich ewig ist und Sie auch schon deshalb ewig leben.

Im Atlas sind Zahlenreihen dargestellt von meinen folgenden Werken, die in den Werken entsprechenden Abkürzungen aufgeschrieben sind:

1.1. Konzentration auf die Zahlen der Pflanzen für die Regenerierung des Körpers. Teil 1 (KNZPFRK, T.1).

1.2. Konzentration auf die Zahlen der Pflanzen für die Regenerierung des Körpers. Teil 2 (KNZPFRK, T.2).

1.3. Konzentration auf die Zahlen der Pflanzen für die Regenerierung des Körpers. Teil 3 (KNZPFRK, T.3).

2. Steuerung im Sport (SIS).

3. Wiederherstellung des menschlichen Organismus durch Konzentration auf Zahlen. (WMOKAZ).

4.1. Die Zahlen der Steine zur ewigen Entwicklung. Teil 1 (ZSZEE, T.1).

4.2. Die Zahlen der Steine zur ewigen Entwicklung. Teil 2 (ZSZEE, T.2).

4.3. Die Zahlen der Steine zur ewigen Entwicklung. Teil 3 (ZSZEE, T.3).

5. Die Zahlen der Sterne für ein ewiges Leben. (ZSFEL).

6. Die Auferweckung von Menschen und das ewige Leben – von nun an unsere Realität! (AMUELVNAUR).

7. Normierung der Zusammensetzung der chemischen Elemente durch Konzentration auf Zahlen (NZCEDKAZ).

8.1. Wiederherstellung der Materie des Menschen durch Konzentration auf Zahlen. Teil 1

(WMMDKZ, T.1).

8.2. Wiederherstellung der Materie des Menschen durch Konzentration auf Zahlen. Teil 2

(WMMDKZ, T.2).

9.1. Zahlenreihen zur psychologischen Normierung. Teil 1 (ZPN, T.1).

9.2. Zahlenreihen zur psychologischen Normierung. Teil 2 (ZPN, T.2).

10. Konzentration auf Zahlen für die Wiederherstellung des Organismus der landwirtschaftlichen Tiere und Geflügels (KAZFWOL-TUG).

11. Zahlen für ein erfolgreiches Business (ZFEB).

12. Zahlenkonzentrationen auf Lebensmittel (ZKAL).

13. Konzentration auf Zahlen für die Wiederherstellung des Organismus der Hunde (KAZFWOH).

14. Konzentration auf Zahlen für die Wiederherstellung des Organismus der Katzen (KAZFWOK).

15. Methoden zur Förderung der Werke von Grigori Grabovoi in den sozialen Netzwerken (MZFWGGISM).

16. Steuernde Zahlenreihen der Verteidigung des Verfassungsrechts (SZVV).

№	Zahlenreihe	Abkürzung
7180	29481917489	SIS
7181	29484121971	ZSFEL
7182	29489129871	ZSFEL
7183	29489451984	ZSFEL
7184	29639879481	ZSFEL
7185	29654481971	ZSFEL
7186	29721629789	ZSFEL
7187	29731421864	ZSFEL
7188	29731428109	ZSFEL
7189	298 041 31 689	KNZPFRK, T.1
7190	29806371981	KNZPFRK, T.2
7191	29831729461	ZSFEL
7192	29838451064	ZSFEL
7193	29849131964	ZSFEL
7194	29854617851	ZSFEL
7195	29863159861	ZSFEL
7196	29864129748	NZCEDKAZ
7197	29864129789	ZSZEE, T.3
7198	29864829171	ZSFEL
7199	29871429381	ZSFEL
7200	298 714 31918	ZPN, T.2
7201	29871489871	ZSFEL

7202	298724319 48	**KNZPFRK, T.1**
7203	29873149881	**ZSFEL**
7204	29874831978	**ZSFEL**
7205	298 941 21728	**ZPN, T.2**
7206	30120606489	**ZSFEL**
7207	30140920978	**ZSFEL**
7208	30149120164	**ZSFEL**
7209	30149820164	**ZSFEL**
7210	30154820149	**ZSFEL**
7211	30154821968	**ZSFEL**
7212	30154920648	**ZSFEL**
7213	30189420169	**ZSFEL**
7214	30189450864	**ZSFEL**
7215	30416489748	**ZSFEL**
7216	30420140968	**ZSFEL**
7217	30450129861	**ZSFEL**
7218	30454901658	**ZSFEL**
7219	30459429471	**ZSFEL**
7220	30489451973	**ZSFEL**
7221	30489459471	**ZSFEL**
7222	30614820941	**ZSFEL**
7223	30629854906	**ZSFEL**
7224	30640120871	**ZSFEL**

7225	30649553171	ZSFEL
7226	30649850141	ZSFEL
7227	30649859371	ZSFEL
7228	30649870841	ZSFEL
7229	30654120648	ZSFEL
7230	30684920978	ZSFEL
7231	30754864971	ZSFEL
7232	30754920981	ZSFEL
7233	30849720861	ZSFEL
7234	30850120964	ZSFEL
7235	30850964971	ZSFEL
7236	30860420871	ZSFEL
7237	30864859871	ZSFEL
7238	30864920971	ZSFEL
7239	30950140981	ZSFEL
7240	30950190961	ZSFEL
7241	30960120984	ZSFEL
7242	30964120984	ZSFEL
7243	30964951981	ZSFEL
7244	30968121978	ZSFEL
7245	30974859871	ZSFEL
7246	30975850961	ZSFEL
7247	30984920961	ZSFEL

7248	31014951098	ZSFEL
7249	31049451864	ZSFEL
7250	31049529064	ZSFEL
7251	31049584051	ZSFEL
7252	31050420161	ZSFEL
7253	31054689874	ZSFEL
7254	31054964081	ZSFEL
7255	31058421968	ZSFEL
7256	31060421098	ZSFEL
7257	31060451989	ZSFEL
7258	31064124981	ZSFEL
7259	31064259081	ZSFEL
7260	31064521041	ZSFEL
7261	31064548971	ZSFEL
7262	31064854041	ZSFEL
7263	31064858971	ZSFEL
7264	31064958974	ZSFEL
7265	31068029074	ZSFEL
7266	31069851064	ZSFEL
7267	31081921964	ZSFEL
7268	31084920964	ZSFEL
7269	31084921084	ZSFEL
7270	31149851961	ZSFEL

7271	31185069815	ZSFEL
7272	31251481949	ZSFEL
7273	31348951968	ZSFEL
7274	31381451738	ZSFEL
7275	31384121871	ZSFEL
7276	31384961989	NZCEDKAZ
7277	31400860848	ZSFEL
7278	31401629481	ZSFEL
7279	31406121429	ZSFEL
7280	31421721861	NZCEDKAZ
7281	314 397518 41	KNZPFRK, T.1
7282	31451638971	KNZPFRK, T.1
7283	31451838938	KNZPFRK, T.1
7284	31454649871	NZCEDKAZ
7285	31454858967	ZSFEL
7286	314561891 24	KNZPFRK, T.1
7287	31456189491	ZSFEL
7288	31456189878	ZSFEL
7289	31456431948	ZKAL
7290	31458164918	NZCEDKAZ
7291	31458969478	ZSFEL
7292	31459861978	ZSFEL
7293	31459879481	ZSFEL

7294	31460120848	**ZSFEL**
7295	31460981978	**ZSFEL**
7296	31462131978	**ZSFEL**
7297	31462481971	**ZSFEL**
7298	31462854961	**ZSFEL**
7299	31464728948	**ZSFEL**
7300	31468139712	**KNZPFRK, Т.1**
7301	314 681 719 18	**KNZPFRK, Т.1**
7302	31468239871	**ZSFEL**
7303	314 713894 61	**KNZPFRK, Т.1**
7304	31473854891	**ZSFEL**
7305	31480100008	**ZSFEL**
7306	31480100116	**ZSFEL**
7307	31480120961	**ZSFEL**
7308	31480160489	**ZSFEL**
7309	31480161874	**ZSFEL**
7310	31480169408	**ZSFEL**
7311	31480600001	**ZSFEL**
7312	31480620878	**ZSFEL**
7313	31480621854	**ZSFEL**
7314	31480651979	**ZSFEL**
7315	31480659478	**ZSFEL**
7316	31480841961	**ZSFEL**

7317	31481249871	ZPN, T.2
7318	314 813 489 71	KNZPFRK, T.1
7319	314 81389451	KNZPFRK, T.1
7320	31481421971	ZSFEL
7321	31481531648	ZSFEL
7322	31481549861	ZSFEL
7323	31481721968	ZSFEL
7324	314817 818 91	ZPN, T.1
7325	31481961971	ZSFEL
7326	31482121847	ZFEB
7327	31483121481	ZSFEL
7328	31483131937	KNZPFRK, T.1
7329	31483151961	ZSFEL
7330	31484121671	NZCEDKAZ
7331	31484121861	NZCEDKAZ
7332	31484121871	NZCEDKAZ
7333	31484121949	ZSFEL
7334	31484161987	NZCEDKAZ
7335	31484194891	ZSFEL
7336	31484931749	ZSFEL
7337	31485100691	ZSFEL
7338	31485121384	ZSFEL
7339	31485121649	NZCEDKAZ

7340	31485121861	**NZCEDKAZ**
7341	31485121971	**ZSFEL**
7342	31485131489	**ZSFEL**
7343	31485131864	**ZSFEL**
7344	31485161489	**ZSFEL**
7345	31485161724	**ZSFEL**
7346	31485161728	**ZSFEL**
7347	31485161729	**ZSFEL**
7348	31485161781	**ZSFEL**
7349	31485161978	**ZSFEL**
7350	31485169789	**ZSFEL**
7351	31485171864	**ZSFEL**
7352	31485321979	**ZSFEL**
7353	31485364968	**ZSFEL**
7354	31485369758	**ZSFEL**
7355	31485394861	**ZSFEL**
7356	31485420968	**ZSFEL**
7357	31485429064	**ZSFEL**
7358	31485431431	**ZSFEL**
7359	31485431690	**ZSFEL**
7360	31485431964	**ZSFEL**
7361	31485431978	**ZSFEL**
7362	31485451961	**ZSFEL**

7363	31485461938	**ZSFEL**
7364	31485471851	**KNZPFRK, T.1**
7365	31485487414	**ZSFEL**
7366	31485489861	**ZSFEL**
7367	31485489917	**ZSFEL**
7368	31485564871	**ZSFEL**
7369	31485600140	**ZSFEL**
7370	31485649871	**ZSFEL**
7371	31485739861	**ZSFEL**
7372	31485936978	**ZSFEL**
7373	31486101988	**ZSFEL**
7374	31486401871	**ZSFEL**
7375	31486754961	**ZSFEL**
7376	31487121939	**NZCEDKAZ**
7377	31487121961	**NZCEDKAZ**
7378	31487149891	**ZSFEL**
7379	31487169758	**ZSFEL**
7380	31487689149	**ZSFEL**
7381	31489121471	**NZCEDKAZ**
7382	31489121491	**NZCEDKAZ**
7383	31489121649	**ZSFEL**
7384	31489121841	**ZSFEL**
7385	31489121871	**NZCEDKAZ**

7386	31489121961	NZCEDKAZ
7387	31489121964	ZSFEL
7388	31489121971	NZCEDKAZ
7389	31489121981	NZCEDKAZ
7390	31489129141	ZSFEL
7391	31489129871	KNZPFRK, T.1
7392	31489131758	ZSFEL
7393	31489151471	NZCEDKAZ
7394	31489164878	NZCEDKAZ
7395	314 8917 918 9	ZPN, T.1
7396	31489231978	KNZPFRK, T.1
7397	31489421964	ZSFEL
7398	31489421971	ZSFEL
7399	31489451961	ZSFEL
7400	31489456871	ZSFEL
7401	31489481951	ZFEB
7402	31489487561	ZSFEL
7403	31489489751	ZSFEL
7404	314895169 74	KNZPFRK, T.2
7405	31489549759	ZSFEL
7406	31489689758	NZCEDKAZ
7407	31489721851	ZFEB
7408	31489731861	NZCEDKAZ

7409	31489731989	ZKAL
7410	31489751864	ZSFEL
7411	31489751968	ZSFEL
7412	31489759868	NZCEDKAZ
7413	31489856411	ZSFEL
7414	314918 61819	ZPN, T.2
7415	31501621949	ZSFEL
7416	31542121879	ZSFEL
7417	31549389374	ZSFEL
7418	31549861551	ZSFEL
7419	31560121748	ZSFEL
7420	31560121871	ZSFEL
7421	31560849871	ZSFEL
7422	31561481851	ZSFEL
7423	31564121981	ZSFEL
7424	31564189871	ZSFEL
7425	31564851971	NZCEDKAZ
7426	31568131978	ZSFEL
7427	31568481574	ZSFEL
7428	31584849871	ZSFEL
7429	31601851647	ZSFEL
7430	31601851978	ZSFEL
7431	31601859871	ZSFEL

7432	31601921981	**MZFWGGISM**
7433	31601949871	**ZSFEL**
7434	31604566861	**ZSFEL**
7435	31604851691	**ZSFEL**
7436	31606121989	**ZSFEL**
7437	31607859714	**ZSFEL**
7438	31621851900	**ZSFEL**
7439	31621871891	**ZSFEL**
7440	31628129878	**ZSFEL**
7441	31628131964	**ZSFEL**
7442	31631851989	**ZSFEL**
7443	31631854981	**ZSFEL**
7444	31631859847	**ZPN, T.2**
7445	31631871981	**ZSFEL**
7446	31641859871	**ZSFEL**
7447	31641921971	**ZSFEL**
7448	31642128906	**ZSFEL**
7449	31642879681	**ZSFEL**
7450	31648539749	**ZSFEL**
7451	31648721729	**ZSFEL**
7452	31648921981	**ZSFEL**
7453	31648947921	**ZSFEL**
7454	31648951671	**ZSFEL**

7455	31648951974	ZSFEL
7456	31649121874	ZSFEL
7457	31649121959	ZSFEL
7458	31649121978	NZCEDKAZ
7459	31649121981	NZCEDKAZ
7460	31649189458	ZSFEL
7461	31649389481	NZCEDKAZ
7462	31649721975	ZSFEL
7463	31649789869	ZSFEL
7464	31649821647	ZSFEL
7465	31649821721	ZSFEL
7466	31649837159	ZSFEL
7467	31649851481	ZSFEL
7468	31649851729	ZSFEL
7469	31649851871	ZSFEL
7470	31649851971	ZSFEL
7471	316498519 81	KNZPFRK, T.1
7472	31649871847	ZSFEL
7473	31649874181	MZFWGGISM
7474	31649874981	ZSFEL
7475	31650481697	ZSFEL
7476	31651421971	ZSFEL
7477	31651481894	ZSFEL

7478	31651831971	ZSFEL
7479	31651831978	ZSFEL
7480	31651871961	ZSFEL
7481	31651931971	ZSFEL
7482	31653171848	NZCEDKAZ
7483	31653826974	ZSFEL
7484	31653984971	ZSFEL
7485	31653989479	ZSFEL
7486	31654121847	ZSFEL
7487	31654121989	ZSFEL
7488	31654721849	ZSFEL
7489	31654754831	ZSFEL
7490	31654821671	ZSFEL
7491	31654821694	ZSFEL
7492	31654821781	ZSFEL
7493	31654821968	ZSFEL
7494	31654821972	ZSFEL
7495	31654821974	ZSFEL
7496	31654821978	ZSFEL
7497	31654828961	ZSFEL
7498	31654829871	ZSFEL
7499	31654831871	NZCEDKAZ
7500	31654831978	ZSFEL

7501	31654831984	ZSFEL
7502	31654851964	ZSFEL
7503	31654859871	ZSFEL
7504	31654871981	ZSFEL
7505	31654874981	ZSFEL
7506	31654881971	ZSFEL
7507	31654896800	ZSFEL
7508	31654900906	ZSFEL
7509	31654934836	ZSFEL
7510	31654981949	ZSFEL
7511	31654981971	ZSFEL
7512	31654981975	ZSFEL
7513	31654984147	ZSFEL
7514	31654989871	ZSFEL
7515	31658031968	ZSFEL
7516	31658049721	ZSFEL
7517	31658121941	MZFWGGISM
7518	31658121967	ZSFEL
7519	31658121981	MZFWGGISM
7520	31658421971	ZSFEL
7521	31658421981	ZSFEL
7522	31658474981	ZSFEL
7523	31658951671	ZSFEL

7524	31658971854	ZSFEL
7525	31658979871	NZCEDKAZ
7526	31671921848	ZSFEL
7527	31680049807	ZSFEL
7528	31681421871	NZCEDKAZ
7529	31681421978	ZSFEL
7530	31682129716	ZSFEL
7531	31684121749	ZSFEL
7532	31684121949	ZSFEL
7533	31684121971	ZSFEL
7534	31684121974	ZSFEL
7535	31684121978	NZCEDKAZ
7536	31684129758	ZSFEL
7537	31684129874	ZSFEL
7538	31684539451	ZSFEL
7539	31684821971	ZSFEL
7540	31684851481	ZSFEL
7541	31684851961	ZSFEL
7542	31684921748	ZSFEL
7543	31684921751	ZSFEL
7544	31684921981	ZSFEL
7545	31684921984	ZSFEL
7546	31684931971	ZSFEL

7547	31684951961	**ZSFEL**
7548	31684951968	**ZSFEL**
7549	31684951971	**NZCEDKAZ**
7550	31684959861	**ZSFEL**
7551	31684964871	**ZSFEL**
7552	31685121801	**ZSFEL**
7553	31685136879	**ZSFEL**
7554	31685429861	**ZSFEL**
7555	31685431948	**ZSFEL**
7556	31685431971	**ZSFEL**
7557	31687121948	**NZCEDKAZ**
7558	31687121984	**NZCEDKAZ**
7559	31687421858	**ZSFEL**
7560	31689121798	**ZSFEL**
7561	31689421758	**NZCEDKAZ**
7562	31689531984	**ZSFEL**
7563	31689671864	**ZSFEL**
7564	31697481959	**ZSFEL**
7565	31698519784	**KNZPFRK, T.1**
7566	31714958971	**ZSFEL**
7567	31721421878	**ZSFEL**
7568	31721421981	**ZSFEL**
7569	31721821964	**ZSFEL**

7570	31721849871	MZFWGGISM
7571	31721851427	ZFEB
7572	317 289 048 91	KNZPFRK, T.2
7573	31729420861	ZSFEL
7574	31729421981	ZSFEL
7575	31748584721	ZSFEL
7576	31749318516	ZPN, T.2
7577	31749481974	ZSFEL
7578	31749485848	ZSFEL
7579	31749829871	ZSFEL
7580	31749853961	ZSFEL
7581	31749867149	NZCEDKAZ
7582	31749869451	ZSFEL
7583	31750121978	NZCEDKAZ
7584	31754121874	NZCEDKAZ
7585	31754121898	ZSFEL
7586	31754189861	ZSFEL
7587	31754684861	ZSFEL
7588	31754821968	ZSFEL
7589	31754828961	ZSFEL
7590	31754829471	ZPN, T.2
7591	31754893861	ZSFEL
7592	31754921781	ZSFEL

7593	31754921871	**MZFWGGISM**
7594	31754958964	**ZSFEL**
7595	31754961879	**NZCEDKAZ**
7596	31754961971	**ZSFEL**
7597	31754969871	**ZSFEL**
7598	31754981637	**ZSFEL**
7599	31754981964	**ZSFEL**
7600	31754984864	**ZSFEL**
7601	31758121968	**ZSFEL**
7602	31758189487	**ZSFEL**
7603	31758421964	**ZSFEL**
7604	31758431789	**ZSFEL**
7605	31758936194	**ZPN, T.2**
7606	31758961971	**ZSFEL**
7607	31759831981	**ZSFEL**
7608	31781949849	**ZPN, T.2**
7609	31784561421	**ZSFEL**
7610	31784721964	**ZSFEL**
7611	31784970168	**ZSFEL**
7612	31789421841	**ZSFEL**
7613	317918 61419	**ZPN, T.2**
7614	31794121854	**ZSFEL**
7615	31831421871	**ZSFEL**

7616	31831651971	ZSFEL
7617	31831654981	NZCEDKAZ
7618	31831901648	ZSFEL
7619	31836121978	ZSFEL
7620	31841721841	NZCEDKAZ
7621	318 41791844	ZPN, T.1
7622	31841921671	NZCEDKAZ
7623	31841921981	MZFWGGISM
7624	31841951681	ZSFEL
7625	31841981947	NZCEDKAZ
7626	31842139864	NZCEDKAZ
7627	31842837147	ZSFEL
7628	318471219 28	KNZPFRK, T.1
7629	318 47194671	KNZPFRK, T.1
7630	31847528968	ZSFEL
7631	31847561489	ZSFEL
7632	31848121647	NZCEDKAZ
7633	31848121871	ZSFEL
7634	31848121878	NZCEDKAZ
7635	31848561947	ZFEB
7636	318 49121748	KNZPFRK, T.1
7637	31849121847	NZCEDKAZ
7638	31849121861	NZCEDKAZ

7639	31849121871	NZCEDKAZ
7640	31849121878	NZCEDKAZ
7641	31849121961	NZCEDKAZ
7642	31849121989	NZCEDKAZ
7643	31849129861	NZCEDKAZ
7644	31849129871	NZCEDKAZ
7645	31849147861	NZCEDKAZ
7646	31849151964	ZSFEL
7647	31849161987	ZKAL
7648	31849171949	ZSFEL
7649	31849171964	ZSFEL
7650	31849359381	ZSFEL
7651	31849498712	ZPN, T.2
7652	31849521956	ZSFEL
7653	31849555506	ZSFEL
7654	31849751964	ZSFEL
7655	31849759617	ZSFEL
7656	318 497 831 71	KNZPFRK, T.1
7657	31849851971	ZSFEL
7658	31850121964	ZSFEL
7659	31850421871	ZSFEL
7660	31850860971	ZSFEL
7661	31851431961	ZFEB

7662	31851631714	ZSFEL
7663	31851631798	NZCEDKAZ
7664	31851639684	ZSFEL
7665	31851721964	ZSFEL
7666	31851751421	ZPN, T.2
7667	31851851971	KNZPFRK, T.1
7668	31851931748	KNZPFRK, T.1
7669	31851961871	MZFWGGISM
7670	31853121864	NZCEDKAZ
7671	31853124961	ZSFEL
7672	31853621468	NZCEDKAZ
7673	31853961981	ZSFEL
7674	31854101649	ZSFEL
7675	31854121461	NZCEDKAZ
7676	31854121678	ZSFEL
7677	31854121861	NZCEDKAZ
7678	31854121864	ZSFEL
7679	31854121879	NZCEDKAZ
7680	31854121964	ZSFEL
7681	31854121968	NZCEDKAZ
7682	31854121978	ZSFEL
7683	31854121981	NZCEDKAZ
7684	31854139874	ZSFEL

7685	31854149784	ZPN, T.2
7686	31854161975	ZSFEL
7687	31854261871	ZSFEL
7688	31854321968	ZSFEL
7689	31854621971	ZSFEL
7690	31854721849	ZSFEL
7691	31854721874	ZSFEL
7692	31854721947	ZSFEL
7693	31854721981	ZSFEL
7694	31854721989	ZSFEL
7695	31854739861	ZSFEL
7696	31854789878	ZSFEL
7697	31854821969	NZCEDKAZ
7698	31854836471	ZSFEL
7699	31854838961	NZCEDKAZ
7700	31854861975	ZSFEL
7701	31854871964	NZCEDKAZ
7702	31854871968	ZSFEL
7703	31854919864	ZSFEL
7704	31854921964	ZSFEL
7705	31854921971	ZSFEL
7706	31854939868	NZCEDKAZ
7707	31854949738	ZSFEL

7708	31854971874	ZSFEL
7709	31854981941	KNZPFRK, T.1
7710	31854981961	ZSFEL
7711	31854981968	ZSFEL
7712	31854989471	NZCEDKAZ
7713	31857849856	ZSFEL
7714	31858164971	ZSFEL
7715	31858421961	ZSFEL
7716	31858421967	ZSFEL
7717	31858968971	ZSFEL
7718	31859121978	NZCEDKAZ
7719	31859721849	ZSFEL
7720	31859721864	ZSFEL
7721	31860108948	ZSFEL
7722	31861421871	ZSFEL
7723	31861436951	ZSFEL
7724	31861484741	ZPN, T.2
7725	31861728971	ZFEB
7726	31861731849	ZFEB
7727	31861739868	ZSFEL
7728	31861871918	ZKAL
7729	31862121318	ZSFEL
7730	31862489871	ZSFEL

7731	· 31863121967	ZSFEL
7732	31864101819	ZSFEL
7733	31864121749	NZCEDKAZ
7734	31864121871	ZSFEL
7735	31864121874	NZCEDKAZ
7736	31864121946	ZSFEL
7737	31864121978	ZSFEL
7738	31864121984	ZSFEL
7739	31864138960	ZSFEL
7740	31864151971	ZSFEL
7741	31864181971	ZSFEL
7742	31864351710	ZSFEL
7743	31864584851	ZSFEL
7744	31864720188	ZSFEL
7745	31864721848	NZCEDKAZ
7746	31864721849	ZSFEL
7747	31864721879	ZSFEL
7748	31864721971	ZSFEL
7749	31864728951	ZSFEL
7750	31864729854	ZSFEL
7751	318 647 317 81	KNZPFRK, T.1
7752	318 647489 71	KNZPFRK, T.1
7753	31864751971	ZSFEL

7754	31864789871	ZSFEL
7755	31864831951	ZFEB
7756	31864851979	ZSFEL
7757	31864854971	ZSFEL
7758	31864859871	ZSFEL
7759	31864871584	ZSFEL
7760	31864871941	ZSFEL
7761	31864921981	ZSFEL
7762	31864931791	ZSFEL
7763	31864951851	ZSFEL
7764	31864951879	NZCEDKAZ
7765	31864970801	ZSFEL
7766	31867121898	ZSFEL
7767	31867121958	ZSFEL
7768	318 674219 81	KNZPFRK, T.1
7769	31868121978	MZFWGGISM
7770	31869431714	KNZPFRK, T.1
7771	31869451728	ZSFEL
7772	31869451978	ZSFEL
7773	31869759421	ZSFEL
7774	31871421961	NZCEDKAZ
7775	31871421974	ZSFEL
7776	31871421981	ZSFEL

7777	318719 49914	ZPN, T.2
7778	31873189458	ZSFEL
7779	31874121861	NZCEDKAZ
7780	31874121981	MZFWGGISM
7781	31874181961	ZSFEL
7782	31874289871	NZCEDKAZ
7783	31874584961	ZSFEL
7784	31874589874	ZSFEL
7785	31874851961	ZSFEL
7786	31874851968	ZSFEL
7787	31874851971	ZSFEL
7788	31874859861	ZSFEL
7789	31874951861	ZSFEL
7790	31874951864	ZSFEL
7791	31874981961	ZSFEL
7792	31878121974	ZSFEL
7793	318914 888 01	ZPN, T.1
7794	31894754867	NZCEDKAZ
7795	31894961719	ZKAL
7796	31901621949	ZSFEL
7797	319061 488 12	ZPN, T.2
7798	319 061 914 18	ZPN, T.2
7799	319 061 93451	ZPN, T.2

7800	319 061 944 13	ZPN, T.2
7801	319 061 988 18	ZPN, T.2
7802	319 14 819 417	ZPN, T.1
7803	319 21481941	KNZPFRK, T.1
7804	31931489861	ZFEB
7805	319317 918 49	ZPN, T.1
7806	31931861879	ZSFEL
7807	31941731948	ZPN, T.2
7808	319417 994 18	ZPN, T.1
7809	319 418 219 18	ZPN, T.2
7810	31941851481	NZCEDKAZ
7811	319418 714 19	ZPN, T.2
7812	319 418849 71	KNZPFRK, T.1
7813	319418894 18	ZPN, T.1
7814	31941 891 168	ZPN, T.1
7815	31941891819	ZPN, T.2
7816	31942121858	ZSFEL
7817	319448719 01	ZPN, T.1
7818	31945849751	ZSFEL
7819	31947551849	ZPN, T.2
7820	31947 819 448	ZPN, T.1
7821	31948121749	ZSFEL
7822	31948121814	ZSFEL

7823	31948121861	**NZCEDKAZ**
7824	31948121961	**NZCEDKAZ**
7825	31948129879	**NZCEDKAZ**
7826	31948131964	**ZPN, T.2**
7827	31948151948	**KNZPFRK, T.1**
7828	31948151984	**ZKAL**
7829	319481 61914	**ZPN, T.1**
7830	31948569874	**ZSFEL**
7831	31948581749	**ZSFEL**
7832	31948789421	**ZSFEL**
7833	319 48 81 54 81	**KNZPFRK, T.2**
7834	319488918 71	**ZPN, T.1**
7835	319 48931651	**KNZPFRK, T.1**
7836	319491218 49	**KNZPFRK, T.1**
7837	31949189851	**ZPN, T.2**
7838	319498519 71	**KNZPFRK, T.2**
7839	31949869871	**KNZPFRK, T.2**
7840	31951631948	**ZPN, T.2**
7841	319516 49878	**ZPN, T.2**
7842	31951781949	**ZPN, T.2**
7843	31951785461	**ZSFEL**
7844	31953889417	**KNZPFRK, T.1**
7845	31958421949	**ZSFEL**

7846	31960121929	**ZSFEL**
7847	31960121964	**ZSFEL**
7848	319601 71918	**ZPN, T.2**
7849	31961421971	**ZFEB**
7850	31961451874	**ZSFEL**
7851	319 614 89918	**ZPN, T.2**
7852	31961531871	**ZSFEL**
7853	31961721984	**ZSFEL**
7854	31961751988	**ZPN, T.2**
7855	31961759819	**ZPN, T.2**
7856	319617 819 48	**ZPN, T.1**
7857	319617 919 81	**ZPN, T.1**
7858	31961851964	**ZSFEL**
7859	31961851971	**KNZPFRK, T.1**
7860	31961871481	**ZKAL**
7861	31964121841	**ZSFEL**
7862	31964121871	**NZCEDKAZ**
7863	31964121981	**NZCEDKAZ**
7864	31964181949	**ZSFEL**
7865	31964181951	**ZSFEL**
7866	31964189178	**ZSFEL**
7867	31964191919	**ZPN, T.2**
7868	31964721978	**KNZPFRK, T.1**

7869	31964821971	ZSFEL
7870	31964821978	ZSFEL
7871	31964821981	ZSFEL
7872	31964829875	ZSFEL
7873	31964831871	ZSFEL
7874	31964851961	ZSFEL
7875	31964854971	NZCEDKAZ
7876	31964859181	KNZPFRK, T.1
7877	31964871851	KNZPFRK, T.2
7878	31964871981	ZSFEL
7879	31964921971	ZSFEL
7880	31964975841	KNZPFRK, T.1
7881	31964981948	KNZPFRK, T.1
7882	31964989471	ZSFEL
7883	31967121849	ZSFEL
7884	31967128960	ZSFEL
7885	319 671 391 14	ZPN, T.1
7886	31967181948	ZSFEL
7887	31968120971	NZCEDKAZ
7888	31968121849	ZSFEL
7889	31968121908	ZSFEL
7890	31968121954	ZSFEL
7891	31968421863	ZSFEL

7892	31968971921	**ZFEB**
7893	31969851981	**ZSFEL**
7894	31969859851	**ZSFEL**
7895	31971236149	**ZFEB**
7896	31971251948	**KNZPFRK, T.1**
7897	31971281949	**ZPN, T.2**
7898	31971781949	**NZCEDKAZ**
7899	31971851641	**ZFEB**
7900	31971981961	**MZFWGGISM**
7901	319719854 98	**KNZPFRK, T.2**
7902	31973851964	**ZSFEL**
7903	31974829871	**ZSFEL**
7904	31974989431	**ZSFEL**
7905	31974989478	**ZSFEL**
7906	31978136485	**ZSFEL**
7907	31978548917	**ZPN, T.2**
7908	31981251914	**ZFEB**
7909	31981331864	**ZSFEL**
7910	319 814 71978	**ZPN, T.1**
7911	31981941981	**KNZPFRK, T.1**
7912	31984121871	**NZCEDKAZ**
7913	31984121947	**NZCEDKAZ**
7914	31984189849	**ZSFEL**

7915	31984921961	**ZSFEL**
7916	31984971981	**ZSFEL**
7917	31985649875	**ZSFEL**
7918	31989121964	**ZSFEL**
7919	31989187421	**ZSFEL**
7920	31989421971	**ZSFEL**
7921	31989719841	**ZKAL**
7922	319914 81918	**ZPN, T.2**
7923	319 916 81814	**ZPN, T.2**
7924	319 917 81944	**ZPN, T.1**
7925	32149136981	**ZSFEL**
7926	32417821961	**ZSFEL**
7927	32674181988	**ZSFEL**
7928	32849754927	**ZSFEL**
7929	328 614 88979	**ZPN, T.2**
7930	32861721948	**ZSFEL**
7931	34101608949	**ZSFEL**
7932	34121831961	**ZKAL**
7933	34121858496	**ZPN, T.2**
7934	34150989453	**ZSFEL**
7935	34154849188	**ZSFEL**
7936	34157874198	**NZCEDKAZ**
7937	34189000648	**ZSFEL**

7938	34189729868	**ZSFEL**
7939	34486471481	**ZSFEL**
7940	34514812861	**ZSFEL**
7941	34584121867	**ZSFEL**
7942	34619859431	**ZSFEL**
7943	34654831871	**ZSFEL**
7944	34680630974	**ZSFEL**
7945	34714806801	**ZSFEL**
7946	34716418958	**ZSFEL**
7947	34748921968	**ZSFEL**
7948	34749151784	**ZSFEL**
7949	34754621784	**ZSFEL**
7950	34818519891	**ZPN, T.2**
7951	34851354831	**KNZPFRK, T.1**
7952	34851421961	**ZSFEL**
7953	34851489561	**ZSFEL**
7954	34851631749	**ZSFEL**
7955	34851921864	**ZSFEL**
7956	34851961751	**ZSFEL**
7957	34853121879	**NZCEDKAZ**
7958	34854121848	**ZSFEL**
7959	34854121871	**NZCEDKAZ**
7960	34854121978	**ZSFEL**

7961	34854124871	NZCEDKAZ
7962	34854239871	ZSFEL
7963	34854721861	ZSFEL
7964	34854784894	ZSFEL
7965	34854921961	ZSFEL
7966	34854961978	ZSFEL
7967	34854964781	ZSFEL
7968	34854981961	ZSFEL
7969	34856121974	ZSFEL
7970	34856197841	ZSFEL
7971	34861721758	ZSFEL
7972	34864121871	NZCEDKAZ
7973	34864721849	ZSFEL
7974	34864721901	ZSFEL
7975	34874121968	ZSFEL
7976	34874124898	NZCEDKAZ
7977	34874529868	ZSFEL
7978	34874584861	ZSFEL
7979	34910444868	ZSFEL
7980	34914896881	NZCEDKAZ
7981	34918567148	ZSFEL
7982	34919871849	ZSFEL
7983	34926148948	ZSFEL

7984	34954721841	ZSFEL
7985	34954728964	ZSFEL
7986	34954729874	ZSFEL
7987	34954859781	ZSFEL
7988	34954871864	ZSFEL
7989	34956189871	ZSFEL
7990	34957489561	ZSFEL
7991	34958129717	NZCEDKAZ
7992	34960129851	ZSFEL
7993	34961729851	ZSFEL
7994	34961731851	ZKAL
7995	34961871848	ZSFEL
7996	34962851937	KNZPFRK, T.1
7997	34964121971	ZSFEL
7998	34964184978	ZSFEL
7999	34964189818	ZSFEL
8000	34964724981	NZCEDKAZ
8001	34967129874	ZSFEL
8002	34967829864	ZSFEL
8003	34968579861	NZCEDKAZ
8004	34971421961	ZSFEL
8005	34971821971	ZSFEL
8006	349 718318 81	KNZPFRK, T.1

8007	34973854961	**ZSFEL**
8008	34974854961	**ZSFEL**
8009	34975188961	**ZSFEL**
8010	34975189497	**ZSFEL**
8011	34978551647	**ZSFEL**
8012	34985169718	**ZSFEL**
8013	34987129864	**ZSFEL**
8014	34989121941	**ZSFEL**
8015	34989154978	**ZSFEL**
8016	35104964807	**ZSFEL**
8017	35149789164	**ZSFEL**
8018	35162831724	**ZSFEL**
8019	35458128471	**ZSFEL**
8020	35481971946	**ZSFEL**
8021	35874589874	**ZSFEL**
8022	36014985361	**ZSFEL**
8023	36101851968	**ZSFEL**
8024	36101921981	**ZSFEL**
8025	36104989717	**ZSFEL**
8026	36109851981	**ZSFEL**
8027	36121821969	**ZSFEL**
8028	36121851871	**ZSFEL**
8029	36121891748	**NZCEDKAZ**

8030	36121897431	ZSFEL
8031	36124951981	ZSFEL
8032	36127439747	ZSFEL
8033	36138921961	ZSFEL
8034	36149129754	ZSFEL
8035	36149129878	NZCEDKAZ
8036	36149759859	ZSFEL
8037	36149851971	ZSFEL
8038	36149874981	ZSFEL
8039	36151381428	KNZPFRK, T.1
8040	36151421971	ZSFEL
8041	36151681971	ZSFEL
8042	36159859748	ZSFEL
8043	36171849842	NZCEDKAZ
8044	36181431985	ZSFEL
8045	36184121978	ZSFEL
8046	36184926171	ZSFEL
8047	36185439791	ZSFEL
8048	36189421979	ZSFEL
8049	36189426871	ZSFEL
8050	36189429873	ZSFEL
8051	36189456471	ZSFEL
8052	36401752848	ZSFEL

8053	36412839758	ZSFEL
8054	36415859874	ZSFEL
8055	36427129851	ZSFEL
8056	36429139659	KNZPFRK, T.1
8057	36439751968	ZSFEL
8058	364 481219 71	KNZPFRK, T.1
8059	36453121971	NZCEDKAZ
8060	36454121874	ZSFEL
8061	36454178949	ZSFEL
8062	36458121971	ZSFEL
8063	36458168971	ZSFEL
8064	364 718519 64	KNZPFRK, T.1
8065	36481421871	ZSFEL
8066	36481451927	ZSFEL
8067	36481551978	ZSFEL
8068	36484121471	ZSFEL
8069	36484121971	ZSFEL
8070	36484121978	ZSFEL
8071	36484129879	NZCEDKAZ
8072	36484131964	ZSFEL
8073	36484178901	NZCEDKAZ
8074	36484189871	ZSFEL
8075	36485121068	ZSFEL

8076	36485121971	ZSFEL
8077	36485128478	ZSFEL
8078	36485131849	ZSFEL
8079	36485139729	ZSFEL
8080	36485149721	ZSFEL
8081	36485149898	ZSFEL
8082	36485164871	ZSFEL
8083	36485169817	ZSFEL
8084	36485171981	ZSFEL
8085	36485179634	ZSFEL
8086	36485421879	NZCEDKAZ
8087	36485421981	NZCEDKAZ
8088	36487131851	NZCEDKAZ
8089	36487132968	ZSFEL
8090	36489121971	NZCEDKAZ
8091	36489129471	ZSFEL
8092	36489129487	NZCEDKAZ
8093	36489151967	ZSFEL
8094	36489427467	ZSFEL
8095	36489429471	ZSFEL
8096	36489451978	ZSFEL
8097	36489459401	ZSFEL
8098	36489531649	ZSFEL

8099	36489531849	**ZSFEL**
8100	36489579854	**ZSFEL**
8101	36489729867	**ZSFEL**
8102	36491721849	**ZSFEL**
8103	36714921958	**ZSFEL**
8104	36719854861	**ZSFEL**
8105	36754831871	**ZSFEL**
8106	36807121947	**ZSFEL**
8107	36814259871	**ZSFEL**
8108	36814954861	**ZSFEL**
8109	36817589421	**ZSFEL**
8110	36829429871	**ZSFEL**
8111	36831421871	**ZSFEL**
8112	36831751961	**ZSFEL**
8113	36831971421	**ZKAL**
8114	36837121851	**ZSFEL**
8115	36837121859	**ZSFEL**
8116	368389719 12	**KNZPFRK, T.1**
8117	36839121974	**ZSFEL**
8118	36839121978	**ZSFEL**
8119	36848121871	**NZCEDKAZ**
8120	36849121978	**ZSFEL**
8121	36849127858	**NZCEDKAZ**

8122	36849129871	NZCEDKAZ
8123	36849129878	ZSFEL
8124	36849139751	ZSFEL
8125	36849159784	ZSFEL
8126	36849181971	KNZPFRK, T.1
8127	36849537961	ZSFEL
8128	36849571964	ZSFEL
8129	36849589871	ZSFEL
8130	36849689439	ZSFEL
8131	36849721984	ZSFEL
8132	36849728431	ZSFEL
8133	36849859471	ZSFEL
8134	36849879151	ZSFEL
8135	36850429871	ZSFEL
8136	36851471981	ZSFEL
8137	36851721973	KNZPFRK, T.1
8138	36853121871	ZSFEL
8139	36853849189	KNZPFRK, T.1
8140	36853919871	KNZPFRK, T.1
8141	36854121849	ZSFEL
8142	36854121971	ZSFEL
8143	36854121981	ZSFEL
8144	36854127858	ZSFEL

8145	36854129858	ZSFEL
8146	36854129871	NZCEDKAZ
8147	36854131967	ZSFEL
8148	36854172854	ZSFEL
8149	36854189871	ZSFEL
8150	36854231872	ZSFEL
8151	36854721861	ZSFEL
8152	36854721949	ZSFEL
8153	36854721978	ZSFEL
8154	36854821949	ZSFEL
8155	36854831969	ZSFEL
8156	36854928871	ZSFEL
8157	36854929871	ZSFEL
8158	36854971981	ZSFEL
8159	36854975148	ZSFEL
8160	36854989810	ZSFEL
8161	36854989871	ZSFEL
8162	36870129874	ZSFEL
8163	36871239874	ZSFEL
8164	36871321949	ZSFEL
8165	36871351947	ZSFEL
8166	36871381964	ZSFEL
8167	36871421854	ZSFEL

8168	36871421878	ZSFEL
8169	36871451981	ZSFEL
8170	36871528481	ZSFEL
8171	368717 918 18	ZPN, T.2
8172	36871829841	ZSFEL
8173	36871851461	ZSFEL
8174	36871859861	ZSFEL
8175	36872129867	ZSFEL
8176	36873184981	ZSFEL
8177	36874121854	ZSFEL
8178	36874121898	ZSFEL
8179	36874126891	ZSFEL
8180	36874129859	ZSFEL
8181	36874129871	ZSFEL
8182	36874859714	ZSFEL
8183	36874859871	ZSFEL
8184	36874921839	ZSFEL
8185	36874929871	ZSFEL
8186	36874951981	ZSFEL
8187	36874984981	NZCEDKAZ
8188	36875129861	ZSFEL
8189	36875428974	ZSFEL
8190	36876621984	ZSFEL

8191	368 791 318 49	**KNZPFRK, T.1**
8192	36891871849	**ZSFEL**
8193	36894121871	**ZSFEL**
8194	36894971851	**ZSFEL**
8195	36917831981	**ZSFEL**
8196	36948159871	**ZSFEL**
8197	36949127981	**ZSFEL**
8198	36954121971	**ZSFEL**
8199	36954221874	**ZSFEL**
8200	36954831748	**ZSFEL**
8201	36958171984	**ZSFEL**
8202	36958971961	**ZSFEL**
8203	36959721981	**ZSFEL**
8204	36971281961	**ZSFEL**
8205	36971851974	**ZSFEL**
8206	36974959872	**ZSFEL**
8207	36975151481	**ZSFEL**
8208	36978121981	**ZSFEL**
8209	36984129871	**ZSFEL**
8210	36989178921	**ZSFEL**
8211	36989431729	**ZSFEL**
8212	371489 64119	**ZPN, T.2**
8213	37149858461	**ZPN, T.2**

8214	37149859491	ZPN, T.2
8215	37151861874	ZSFEL
8216	37451489547	KNZPFRK, T.1
8217	37484631728	ZSFEL
8218	37485169719	ZSFEL
8219	37485861901	ZSFEL
8220	37489151969	ZSFEL
8221	37489431691	ZSFEL
8222	374 898 491 98	KNZPFRK, T.1
8223	37514829874	ZSFEL
8224	37838451901	ZSFEL
8225	37841651918	ZPN, T.2
8226	37849121851	ZSFEL
8227	37849121978	ZSFEL
8228	37849129874	NZCEDKAZ
8229	37854129864	ZSFEL
8230	37854829861	ZSFEL
8231	37854921974	ZSFEL
8232	37854967491	ZPN, T.2
8233	37948129874	ZSFEL
8234	379 612 89047	ZPN, T.2
8235	379 718498 71	KNZPFRK, T.1
8236	379814 918 01	ZPN, T.2

8237	38014951961	**ZSFEL**
8238	38051649758	**ZSFEL**
8239	38054648971	**ZSFEL**
8240	38060420871	**ZSFEL**
8241	38064829871	**ZSFEL**
8242	38064921978	**ZSFEL**
8243	38101694874	**ZSFEL**
8244	38121964971	**ZSFEL**
8245	38130121964	**ZSFEL**
8246	38147554961	**ZSFEL**
8247	38148947181	**KNZPFRK, T.1**
8248	38149151968	**ZSFEL**
8249	38149751964	**ZSFEL**
8250	38149854961	**NZCEDKAZ**
8251	38149861721	**ZSFEL**
8252	38151421861	**ZSFEL**
8253	38153129161	**ZSFEL**
8254	38163498416	**ZSFEL**
8255	38164121738	**ZSFEL**
8256	38164127849	**ZSFEL**
8257	38164128171	**ZSFEL**
8258	38164728149	**ZSFEL**
8259	38171427986	**ZSFEL**

8260	38188836471	ZSFEL
8261	38249131961	NZCEDKAZ
8262	38401628471	ZSFEL
8263	38401629478	ZSFEL
8264	38401659481	ZSFEL
8265	38401659871	ZSFEL
8266	38406128459	ZSFEL
8267	38414756418	NZCEDKAZ
8268	38416729841	ZSFEL
8269	38421421961	ZSFEL
8270	38421651428	ZSFEL
8271	38421721498	NZCEDKAZ
8272	38429149861	ZSFEL
8273	38431621971	ZSFEL
8274	38431721628	ZSFEL
8275	38436198451	ZSFEL
8276	38439689841	ZSFEL
8277	38442739831	ZSFEL
8278	38449121649	ZSFEL
8279	38451431721	ZSFEL
8280	38451781948	ZSFEL
8281	38453879481	ZSFEL
8282	38454121906	ZSFEL

8283	38456121871	**NZCEDKAZ**
8284	38456129471	**NZCEDKAZ**
8285	38456129489	**ZSFEL**
8286	38458121961	**ZSFEL**
8287	38459179198	**NZCEDKAZ**
8288	38459189741	**ZSFEL**
8289	38459489471	**ZSFEL**
8290	38461751948	**ZSFEL**
8291	38461931875	**ZSFEL**
8292	38464129759	**ZSFEL**
8293	38469479817	**ZSFEL**
8294	38472674289	**ZSFEL**
8295	38484231849	**ZSFEL**
8296	38484571968	**ZSFEL**
8297	38485151961	**ZSFEL**
8298	38485169471	**ZSFEL**
8299	38514049861	**ZSFEL**
8300	38514859861	**ZSFEL**
8301	38514921874	**ZSFEL**
8302	38514969817	**ZSFEL**
8303	38514971801	**ZSFEL**
8304	38516121878	**NZCEDKAZ**
8305	38516439718	**ZSFEL**

8306	38547998561	ZSFEL
8307	38549649858	ZSFEL
8308	38549836127	ZSFEL
8309	38563129837	ZSFEL
8310	38563189416	ZSFEL
8311	38564120978	ZSFEL
8312	38564121971	ZSFEL
8313	38564121978	ZSFEL
8314	38564179864	ZSFEL
8315	38564349871	ZSFEL
8316	38564701908	ZSFEL
8317	38564721974	ZSFEL
8318	38564729851	ZSFEL
8319	38564831748	ZSFEL
8320	38564851894	ZSFEL
8321	38564971874	ZSFEL
8322	38569129578	ZSFEL
8323	38569421749	ZSFEL
8324	38571421967	ZSFEL
8325	38573428581	ZSFEL
8326	38574148916	ZSFEL
8327	38614096481	ZSFEL
8328	38614239879	ZSFEL

8329	38614801921	**ZSFEL**
8330	38617429871	**ZSFEL**
8331	38619485161	**ZSFEL**
8332	38647548989	**NZCEDKAZ**
8333	38647851947	**ZSFEL**
8334	38649121871	**NZCEDKAZ**
8335	38649128971	**ZSFEL**
8336	38649129871	**NZCEDKAZ**
8337	38649721984	**ZSFEL**
8338	38649729749	**ZSFEL**
8339	38658121874	**NZCEDKAZ**
8340	38684549861	**NZCEDKAZ**
8341	38689564871	**ZSFEL**
8342	38719429634	**ZSFEL**
8343	38749198564	**ZSFEL**
8344	38754169871	**ZSFEL**
8345	38754928964	**ZSFEL**
8346	38806478132	**NZCEDKAZ**
8347	38851608981	**ZSFEL**
8348	388617 819 14	**ZPN, T.1**
8349	38901629880	**ZSFEL**
8350	38901721949	**ZSFEL**
8351	38904129848	**ZSFEL**

8352	38906129849	ZSFEL
8353	389061 71914	ZPN, T.2
8354	38906471981	ZSFEL
8355	389072 498 14	ZPN, T.2
8356	38917149861	ZSFEL
8357	38931751984	ZSFEL
8358	38942154967	ZSFEL
8359	38948129871	ZSFEL
8360	38949121961	NZCEDKAZ
8361	38951601981	MZFWGGISM
8362	38951731649	KNZPFRK, T.1
8363	38954919489	ZSFEL
8364	38956179851	ZSFEL
8365	38961321978	ZSFEL
8366	38961721849	ZSFEL
8367	38961729849	ZSFEL
8368	38964121724	ZSFEL
8369	38964121871	NZCEDKAZ
8370	38964121938	ZSFEL
8371	38964128981	ZSFEL
8372	38964129871	ZSFEL
8373	38964129878	NZCEDKAZ
8374	38964151971	ZSFEL

8375	38964721894	**ZSFEL**
8376	38964721981	**ZSFEL**
8377	38964728951	**ZSFEL**
8378	38964729718	**ZSFEL**
8379	38964854976	**ZSFEL**
8380	38964859871	**ZSFEL**
8381	38964871964	**ZSFEL**
8382	38964971981	**NZCEDKAZ**
8383	38964978981	**ZSFEL**
8384	38964989817	**KNZPFRK, T.1**
8385	38965128971	**ZSFEL**
8386	38965589545	**ZSFEL**
8387	389 671298 49	**KNZPFRK, T.1**
8388	38967148954	**ZSFEL**
8389	38968121748	**ZSFEL**
8390	38968121989	**NZCEDKAZ**
8391	38968536408	**NZCEDKAZ**
8392	38969121978	**NZCEDKAZ**
8393	38969129458	**ZSFEL**
8394	38969151878	**ZSFEL**
8395	38969171849	**ZSFEL**
8396	38969721871	**ZSFEL**
8397	38969751978	**ZSFEL**

8398	38970128964	ZSFEL
8399	38971259874	ZSFEL
8400	389 716819 49	ZPN, T.2
8401	38974120978	ZSFEL
8402	38974121948	ZSFEL
8403	38974128968	NZCEDKAZ
8404	38974561987	ZSFEL
8405	38974921724	ZSFEL
8406	38975129861	NZCEDKAZ
8407	38978129864	ZSFEL
8408	38979129481	ZSFEL
8409	39014959871	ZSFEL
8410	39060129481	ZSFEL
8411	39064091421	ZSFEL
8412	39069389061	ZSFEL
8413	39119488061	ZPN, T.2
8414	39121981141	NZCEDKAZ
8415	39160129154	ZSFEL
8416	39160129859	ZSFEL
8417	39160400981	ZSFEL
8418	391614 81918	ZPN, T.2
8419	39161859484	ZSFEL
8420	39161871981	ZSFEL

8421	39164184851	**ZSFEL**
8422	39164859171	**ZSFEL**
8423	39164871918	**ZPN, T.2**
8424	39164871961	**ZSFEL**
8425	39164901981	**ZSFEL**
8426	39164971964	**ZSFEL**
8427	39169489171	**ZSFEL**
8428	39169879164	**ZSFEL**
8429	39184871981	**ZSFEL**
8430	39184974981	**ZSFEL**
8431	39189429168	**ZSFEL**
8432	39189459171	**ZSFEL**
8433	39384831349	**NZCEDKAZ**
8434	39401698451	**ZSFEL**
8435	39406489471	**ZSFEL**
8436	39416851729	**ZSFEL**
8437	39438121964	**KNZPFRK, T.1**
8438	39451721864	**ZSFEL**
8439	39451729474	**ZSFEL**
8440	39451849481	**KNZPFRK, T.1**
8441	39454289871	**ZSFEL**
8442	39458129471	**ZSFEL**
8443	39459121967	**ZSFEL**

8444	39459121974	**ZSFEL**
8445	39459649471	**ZSFEL**
8446	39459729489	**ZSFEL**
8447	39459789481	**ZSFEL**
8448	39459869471	**ZSFEL**
8449	39459879861	**ZSFEL**
8450	39460129151	**ZSFEL**
8451	39464121978	**ZSFEL**
8452	39464281961	**ZSFEL**
8453	39467894981	**ZSFEL**
8454	394 681281 79	**KNZPFRK, T.1**
8455	39468129478	**ZSFEL**
8456	39468197821	**ZSFEL**
8457	39469871941	**KNZPFRK, T.1**
8458	39475169871	**ZSFEL**
8459	39480100861	**ZSFEL**
8460	39481429871	**ZSFEL**
8461	39481564879	**ZSFEL**
8462	39481729481	**ZSFEL**
8463	39481751694	**ZSFEL**
8464	39481961724	**ZSFEL**
8465	39484121848	**ZSFEL**
8466	39484121961	**ZSFEL**

8467	39484121968	**ZSFEL**
8468	39484121971	**ZSFEL**
8469	39484129878	**NZCEDKAZ**
8470	39485129749	**ZSFEL**
8471	39485336871	**ZSFEL**
8472	39485431981	**ZSFEL**
8473	39485464721	**ZSFEL**
8474	39485961748	**ZKAL**
8475	39486721879	**ZSFEL**
8476	39487421971	**ZSFEL**
8477	39489139767	**ZSFEL**
8478	39489151964	**ZSFEL**
8479	39489159471	**ZSFEL**
8480	39489561878	**ZSFEL**
8481	39489731947	**KNZPFRK, T.1**
8482	39516421981	**ZSFEL**
8483	39516973851	**ZSFEL**
8484	39560129871	**ZSFEL**
8485	39564728981	**ZSFEL**
8486	39564897891	**ZSFEL**
8487	39568197864	**ZSFEL**
8488	39571069481	**ZSFEL**
8489	39571401624	**ZSFEL**

8490	39601729874	ZSFEL
8491	39610429471	ZSFEL
8492	39614928164	ZSFEL
8493	39619421978	ZSFEL
8494	39649153189	ZSFEL
8495	39649751989	ZSFEL
8496	39649758788	ZSFEL
8497	39649859871	NZCEDKAZ
8498	39649879861	ZSFEL
8499	39650129718	ZSFEL
8500	39651429718	ZSFEL
8501	39651849871	ZSFEL
8502	39654181474	ZSFEL
8503	39654189878	ZSFEL
8504	39654801879	ZSFEL
8505	39654821967	ZSFEL
8506	39654821971	NZCEDKAZ
8507	39654821978	ZSFEL
8508	39654829871	ZSFEL
8509	39654849781	ZSFEL
8510	39658121978	MZFWGGISM
8511	39658129861	ZSFEL
8512	39659871964	ZSFEL

8513	39659879141	ZSFEL
8514	39671429871	ZSFEL
8515	39684129871	ZSFEL
8516	39689198751	ZSFEL
8517	39689459471	ZSFEL
8518	39689459731	ZSFEL
8519	39718421406	ZSFEL
8520	39718421849	ZSFEL
8521	39721849871	NZCEDKAZ
8522	39749158164	ZSFEL
8523	39749859721	ZSFEL
8524	39750498760	ZSFEL
8525	39754821968	ZSFEL
8526	39754839749	ZSFEL
8527	39754839851	ZSFEL
8528	39754851971	ZSFEL
8529	39754869781	ZSFEL
8530	39754898812	ZSFEL
8531	39754972848	ZSFEL
8532	39754986148	ZSFEL
8533	39754989161	ZSFEL
8534	39758689791	ZSFEL
8535	39758698961	ZSFEL

8536	39759489758	ZSFEL
8537	39804655544	ZSFEL
8538	398061 91814	ZPN, T.2
8539	398064 01981	KNZPFRK, T.1
8540	39834121949	ZSFEL
8541	398 47129478	KNZPFRK, T.1
8542	39849151968	ZSFEL
8543	39850164837	KNZPFRK, T.1
8544	39850169864	ZSFEL
8545	39852142869	ZSFEL
8546	39854136871	ZKAL
8547	39854179864	ZSFEL
8548	39854189471	ZSFEL
8549	39854219481	ZSFEL
8550	39854929871	ZSFEL
8551	39854979861	ZSFEL
8552	39857849718	ZSFEL
8553	39859161971	ZSFEL
8554	39860129649	ZSFEL
8555	39861021749	ZSFEL
8556	39861384928	ZSFEL
8557	39861429871	ZFEB
8558	39864121878	NZCEDKAZ

8559	39864121949	ZSFEL
8560	39864129751	ZSFEL
8561	39864129871	ZSFEL
8562	39864154971	ZSFEL
8563	39864154989	NZCEDKAZ
8564	39864700008	ZSFEL
8565	39864721724	ZSFEL
8566	39864721978	ZSFEL
8567	39864729871	ZSFEL
8568	39864851971	NZCEDKAZ
8569	39864859871	NZCEDKAZ
8570	39864871854	ZSFEL
8571	39864871951	ZSFEL
8572	39864879139	ZSFEL
8573	39864879871	ZSFEL
8574	39864979891	NZCEDKAZ
8575	39867121878	ZFEB
8576	39867129007	ZSFEL
8577	39867429894	ZSFEL
8578	39868188459	ZSFEL
8579	39868189871	ZSFEL
8580	39869159748	ZSFEL
8581	39869421978	ZSFEL

8582	39869479851	ZSFEL
8583	39871249861	ZSFEL
8584	39871429854	ZSFEL
8585	39871654971	ZSFEL
8586	39872121961	ZSFEL
8587	39872437961	ZSFEL
8588	39872484971	ZSFEL
8589	39873159861	ZSFEL
8590	39873189864	ZSFEL
8591	39874121948	ZKAL
8592	39874121975	ZSFEL
8593	39874129868	ZSFEL
8594	39874189858	ZSFEL
8595	39874219878	ZSFEL
8596	39874529861	ZSFEL
8597	39874821964	ZSFEL
8598	39874859819	ZSFEL
8599	39874921981	ZSFEL
8600	39874929871	ZSFEL
8601	39874959861	ZSFEL
8602	39878129489	ZSFEL
8603	39878429861	ZSFEL
8604	39884185961	ZSFEL

8605	40168421738	ZSFEL
8606	408614 718 19	ZPN, T.2
8607	41014950129	ZSFEL
8608	41049589064	ZSFEL
8609	41054920961	ZSFEL
8610	41412558198	NZCEDKAZ
8611	414851 319 71	KNZPFRK, T.1
8612	41548128174	NZCEDKAZ
8613	41631849871	ZSFEL
8614	4180981917 8	ZPN, T.1
8615	41811873 198	ZPN, T.1
8616	41858462471	ZSFEL
8617	41861731814	ZPN, T.1
8618	41867191814	ZPN, T.2
8619	418917 2188 4	ZPN, T.1
8620	419 217 218 18	KNZPFRK, T.1
8621	41931481901	ZKAL
8622	41931481910	ZKAL
8623	41931749861	ZKAL
8624	41951481971	ZSFEL
8625	419517 31948	ZPN, T.1
8626	41959421872	ZSFEL
8627	419712 81914	ZPN, T.1

8628	419 716 91891	ZPN, T.1
8629	41981931941	ZPN, T.2
8630	419 9817 3194	ZPN, T.1
8631	42101952169	ZSFEL
8632	42101985496	ZSFEL
8633	42106429871	ZSFEL
8634	42131851968	ZSFEL
8635	42131931781	ZFEB
8636	42131989842	ZSFEL
8637	42137861906	ZSFEL
8638	42139861471	ZSFEL
8639	42146971851	ZKAL
8640	42151961974	ZSFEL
8641	42154821984	ZSFEL
8642	42161831978	ZSFEL
8643	42167845839	ZSFEL
8644	42167891818	ZPN, T.2
8645	42168171919	ZPN, T.1
8646	42169729874	ZSFEL
8647	42172484961	ZSFEL
8648	42174811919	ZPN, T.2
8649	421 78806418	ZPN, T.1
8650	42185438912	NZCEDKAZ

8651	42189171981	ZPN, T.2
8652	42831754916	ZSFEL
8653	42836484858	ZSFEL
8654	42851321942	ZSFEL
8655	42851748948	ZFEB
8656	42853962149	ZSFEL
8657	42854736421	ZSFEL
8658	42856439818	KNZPFRK, T.1
8659	42861721984	ZSFEL
8660	428 617 319 18	ZPN, T.1
8661	428 61731919	ZPN, T.2
8662	42861739484	ZSFEL
8663	42864129878	ZSFEL
8664	42864131819	ZPN, T.2
8665	42864729871	ZSFEL
8666	42867121984	ZSFEL
8667	428671 31918	ZPN, T.2
8668	42869427849	ZSFEL
8669	428 761 319 88	ZPN, T.1
8670	42931846721	ZSFEL
8671	429648 718 19	ZPN, T.2
8672	429 71431814	ZPN, T.2
8673	43564721978	ZSFEL

8674	43864929871	ZSFEL
8675	43951864871	ZSFEL
8676	439841 618 19	ZPN, T.2
8677	44101811864	ZSFEL
8678	44169831729	ZSFEL
8679	446 71931951	KNZPFRK, T.1
8680	44851661749	NZCEDKAZ
8681	44854621749	ZSFEL
8682	448618 319 48	ZPN, T.1
8683	45123149871	ZSFEL
8684	45137489871	ZSFEL
8685	45154893854	ZSFEL
8686	45168421978	ZSFEL
8687	451 689319 87	ZPN, T.1
8688	45181121874	NZCEDKAZ
8689	451 831 641 71	KNZPFRK, T.1
8690	451948219 18	ZPN, T.2
8691	45319489171	ZSFEL
8692	45381431968	ZSFEL
8693	45384121645	ZSFEL
8694	45721861984	ZSFEL
8695	45784129861	ZSFEL
8696	45831421872	ZSFEL

8697	45831981947	**ZSFEL**
8698	45861758971	**ZSFEL**
8699	45864871421	**ZSFEL**
8700	45871421861	**ZSFEL**
8701	459618 71949	**ZPN, T.1**
8702	45969121978	**ZSFEL**
8703	459841 21918	**ZPN, T.2**
8704	46126849757	**ZSFEL**
8705	46158459784	**ZSFEL**
8706	46184121971	**ZSFEL**
8707	46189831971	**ZSFEL**
8708	46249182841	**ZSFEL**
8709	46454189871	**ZSFEL**
8710	464813519 71	**KNZPFRK, T.1**
8711	46489159726	**ZSFEL**
8712	46517489481	**ZSFEL**
8713	46584951968	**ZSFEL**
8714	46729851949	**ZSFEL**
8715	46751849861	**ZSFEL**
8716	46831728949	**ZSFEL**
8717	46851721947	**ZSFEL**
8718	46854069451	**ZSFEL**
8719	46854139171	**ZSFEL**

8720	46854189461	ZSFEL
8721	46859171981	ZSFEL
8722	46871329849	ZSFEL
8723	46871421895	ZSFEL
8724	46871521849	ZSFEL
8725	46954831981	ZSFEL
8726	46957489461	ZSFEL
8727	46972121847	ZSFEL
8728	46978259617	ZSFEL
8729	469 791398 79	KNZPFRK, T.1
8730	469 792218 71	KNZPFRK, T.1
8731	46989137989	ZSFEL
8732	47128964968	ZSFEL
8733	47129649871	ZSFEL
8734	47131421981	ZFEB
8735	47131951841	ZFEB
8736	471648 04919	ZPN, T.2
8737	471 718519 49	KNZPFRK, T.1
8738	47182849951	ZFEB
8739	47282431748	ZSFEL
8740	47517489481	ZFEB
8741	47519869751	ZSFEL
8742	47589149861	ZSFEL

8743	47589489749	ZSFEL
8744	47819349161	ZSFEL
8745	47819391848	KNZPFRK, T.1
8746	47819431649	KNZPFRK, T.1
8747	47851432916	ZSFEL
8748	478531 31949	KNZPFRK, T.1
8749	47854121948	ZSFEL
8750	47854129864	ZSFEL
8751	47854721847	ZSFEL
8752	47854869819	ZSFEL
8753	47854931961	ZFEB
8754	47860178919	ZPN, T.2
8755	478641 019 18	KNZPFRK, T.1
8756	47864121894	ZSFEL
8757	478641 219 19	ZPN, T.2
8758	47864181814	ZKAL
8759	47864721984	ZSFEL
8760	47868429461	ZSFEL
8761	478 912 81919	ZPN, T.2
8762	478 91 319 317	KNZPFRK, T.1
8763	479 16421891	KNZPFRK, T.1
8764	47921431948	ZKAL
8765	47931851478	ZFEB

8766	47936489488	**ZSFEL**
8767	47951821974	**ZSFEL**
8768	47961251948	**ZFEB**
8769	479 617219 81	**KNZPFRK, T.1**
8770	47964121931	**ZKAL**
8771	47968429728	**ZSFEL**
8772	47984121961	**ZSFEL**
8773	48010429478	**ZSFEL**
8774	481218 49781	**KNZPFRK, T.1**
8775	48121961978	**NZCEDKAZ**
8776	48121968171	**ZSFEL**
8777	48130485461	**ZSFEL**
8778	48131649758	**ZSFEL**
8779	48131721868	**ZSFEL**
8780	48131781984	**ZFEB**
8781	48131798949	**ZPN, T.2**
8782	48131931781	**ZPN, T.2**
8783	48131949148	**KNZPFRK, T.1**
8784	48131951819	**ZPN, T.2**
8785	48131951847	**ZFEB**
8786	48139517294	**ZPN, T.2**
8787	481 46174881	**KNZPFRK, T.1**
8788	48148131947	**ZFEB**

8789	481 48731947	ZPN, T.2
8790	48148919871	ZSFEL
8791	481519319 41	ZPN, T.1
8792	481519 514 12	ZPN, T.1
8793	48153121941	KNZPFRK, T.1
8794	48160104918	ZPN, T.2
8795	481 614 319 18	ZPN, T.2
8796	048 217 428 471	WMMDKZ, T.1
8797	48454149811	NZCEDKAZ
8798	48454721848	ZSFEL
8799	48516421971	ZSFEL
8800	48516489831	ZSFEL
8801	48516931759	ZSFEL
8802	48531649871	ZSFEL
8803	48539439871	ZSFEL
8804	048 541 298 647	WMMDKZ, T.2
8805	48543154821	ZPN, T.2
8806	48545159841	NZCEDKAZ
8807	48549871949	ZSFEL
8808	48561431981	ZSFEL
8809	48564681709	ZSFEL
8810	48564729847	ZSFEL
8811	485648 19 914	KNZPFRK, T.1

8812	48564831971	**ZSFEL**
8813	48564971981	**ZSFEL**
8814	485 671 49754	**KNZPFRK, T.1**
8815	48571321867	**ZSFEL**
8816	48574921960	**ZSFEL**
8817	48574931968	**ZSFEL**
8818	48574989651	**ZSFEL**
8819	48789549681	**ZSFEL**
8820	488 01678918	**ZPN, T.1**
8821	48861471814	**ZPN, T.2**
8822	488 617 01914	**ZPN, T.1**
8823	488 617 319 81	**ZPN, T.1**
8824	48864131811	**ZPN, T.1**
8825	48864131981	**NZCEDKAZ**
8826	488641 71814	**ZPN, T.2**
8827	488661 010 89	**ZPN, T.1**
8828	488671 31919	**ZPN, T.2**
8829	488 712 89901	**ZPN, T.1**
8830	48871631918	**ZPN, T.1**
8831	48871631944	**ZPN, T.1**
8832	488 718 918 41	**ZPN, T.1**
8833	48871931748	**NZCEDKAZ**
8834	4890 16 319 14	**ZPN, T.1**

8835	489016 319 78	ZPN, T.1
8836	489016 719 31	ZPN, T.1
8837	489016 917 81	ZPN, T.1
8838	489061 09817	ZPN, T.1
8839	489061 31819	ZPN, T.2
8840	48906131898	ZSFEL
8841	489061 71931	ZPN, T.1
8842	489061 918 41	ZPN, T.1
8843	48916171891	ZPN, T.1
8844	48931281961	ZPN, T.2
8845	489 314 818 71	ZPN, T.1
8846	489314 81961	ZPN, T.2
8847	48931721849	ZPN, T.2
8848	48931748519	ZPN, T.1
8849	489317 889 41	ZPN, T.1
8850	489317918 14	ZPN, T.1
8851	48931894517	ZPN, T.2
8852	489361 819 48	ZPN, T.1
8853	48939189149	KNZPFRK, T.1
8854	48942818949	ZFEB
8855	489 471219 71	KNZPFRK, T.1
8856	489 47149818	ZFEB
8857	48947531844	ZKAL

8858	48948121868	**NZCEDKAZ**
8859	48948919141	**ZFEB**
8860	48949131841	**ZFEB**
8861	48949719857	**ZFEB**
8862	48951231984	**ZPN, T.2**
8863	48951484817	**ZPN, T.2**
8864	48951631841	**ZFEB**
8865	48951721981	**ZFEB**
8866	489517319 47	**KNZPFRK, T.1**
8867	489517 498 21	**ZPN, T.2**
8868	48951931971	**KNZPFRK, T.1**
8869	489614 314 81	**ZPN, T.1**
8870	489614 31842	**ZPN, T.1**
8871	48961731918	**ZPN, T.2**
8872	489617 31948	**ZPN, T.1**
8873	489617 31998	**ZPN, T.1**
8874	489617 91814	**ZPN, T.2**
8875	489617 91818	**ZPN, T.2**
8876	489618 31914	**ZPN, T.1**
8877	489618 719 31	**ZPN, T.1**
8878	48964129871	**NZCEDKAZ**
8879	489641 31918	**ZPN, T.2**
8880	489641918 74	**ZPN, T.1**

8881	48964198819	ZPN, T.2
8882	48964728968	NZCEDKAZ
8883	489648 719 31	ZPN, T.1
8884	489 671831 41	KNZPFRK, T.1
8885	48971231649	ZFEB
8886	48971231749	ZFEB
8887	489712 61841	ZPN, T.1
8888	489712698 01	ZPN, T.1
8889	489 712 819 48	ZPN, T.2
8890	48971428961	ZSFEL
8891	48971431971	NZCEDKAZ
8892	48971851947	ZFEB
8893	48972131971	ZFEB
8894	489 731219 64	KNZPFRK, T.1
8895	48974121851	NZCEDKAZ
8896	48974121968	ZSFEL
8897	48974189861	ZSFEL
8898	48981271249	ZPN, T.2
8899	48982131657	ZPN, T.2
8900	489 841 21612	ZPN, T.2
8901	49051929071	ZSFEL
8902	49121728428	KNZPFRK, T.1
8903	49121831419	ZPN, T.2

8904	491 218317 28	**KNZPFRK, T.1**
8905	49121851964	**ZSFEL**
8906	49121920148	**ZSFEL**
8907	49121971947	**KNZPFRK, T.1**
8908	49129431971	**KNZPFRK, T.1**
8909	49131847937	**KNZPFRK, T.1**
8910	49131851847	**ZFEB**
8911	49131851864	**ZFEB**
8912	49131856471	**ZFEB**
8913	49131949871	**ZFEB**
8914	49131951961	**ZPN, T.2**
8915	491319619 71	**KNZPFRK, T.1**
8916	491319 81949	**ZPN, T.2**
8917	49136498171	**KNZPFRK, T.1**
8918	49138954749	**KNZPFRK, T.1**
8919	491 471 894 17	**KNZPFRK, T.1**
8920	49148189816	**ZFEB**
8921	491489 49719	**ZPN, T.2**
8922	491 48971947	**KNZPFRK, T.1**
8923	491 49 719798	**KNZPFRK, T.1**
8924	49151931748	**ZPN, T.2**
8925	49151931751	**KNZPFRK, T.1**
8926	49156431721	**ZSFEL**

8927	49159481964	**ZSFEL**
8928	491614 71814	**ZPN, T.2**
8929	491614 818 19	**ZPN, T.2**
8930	491619 881 89	**ZPN, T.1**
8931	491 641718 81	**KNZPFRK, T.1**
8932	491 649 718 19	**KNZPFRK, T.1**
8933	49165171948	**ZSFEL**
8934	491 671219 94	**KNZPFRK, T.1**
8935	491 671294 78	**KNZPFRK, T.1**
8936	491 671951 48	**KNZPFRK, T.1**
8937	49167548917	**ZPN, T.2**
8938	491 679819 47	**KNZPFRK, T.1**
8939	49171251867	**ZPN, T.2**
8940	491 713 849 81	**KNZPFRK, T.1**
8941	491718 51431	**ZPN, T.1**
8942	49172846819	**ZPN, T.2**
8943	491788 914 18	**ZPN, T.2**
8944	491 798519 64	**KNZPFRK, T.1**
8945	491814 31916	**ZPN, T.1**
8946	491817 3194 8	**ZPN, T.1**
8947	491 818 81789	**ZPN, T.1**
8948	491 819 47 218	**KNZPFRK, T.1**
8949	491864 718 19	**ZPN, T.2**

8950	49189451961	**KNZPFRK, T.1**
8951	491 894 719 81	**KNZPFRK, T.1**
8952	49236121989	**ZSFEL**
8953	49351681871	**ZSFEL**
8954	49351821349	**ZSFEL**
8955	49356489471	**ZSFEL**
8956	493 617894 71	**KNZPFRK, T.1**
8957	49364721947	**ZSFEL**
8958	49375869878	**ZSFEL**
8959	49381429371	**ZSFEL**
8960	493839 41989	**KNZPFRK, T.1**
8961	49384121971	**ZSFEL**
8962	49384121974	**ZSFEL**
8963	49384129371	**ZSFEL**
8964	49385126871	**ZSFEL**
8965	49389151947	**KNZPFRK, T.1**
8966	49451381941	**KNZPFRK, T.1**
8967	495108614 71	**ZPN, T.2**
8968	49514938171	**ZSFEL**
8969	49516489858	**ZSFEL**
8970	49519421978	**ZSFEL**
8971	49531748967	**ZSFEL**
8972	49531871849	**ZSFEL**

8973	49549721947	KNZPFRK, T.1
8974	49561721846	ZSFEL
8975	49561721981	ZSFEL
8976	49561729859	ZSFEL
8977	495641 31918	ZPN, T.2
8978	49564189464	ZSFEL
8979	49564831971	ZSFEL
8980	49564859871	NZCEDKAZ
8981	49571849871	ZSFEL
8982	49573121864	ZSFEL
8983	495741 91814	ZPN, T.2
8984	49578421975	ZSFEL
8985	495 793319 78	KNZPFRK, T.1
8986	49584121964	ZSFEL
8987	49589197861	ZSFEL
8988	49614871948	KNZPFRK, T.1
8989	49618431984	ZKAL
8990	49638549871	ZSFEL
8991	496 498519 64	KNZPFRK, T.1
8992	49654129878	ZSFEL
8993	49654821964	ZSFEL
8994	49654971841	ZSFEL
8995	49657919451	KNZPFRK, T.1

8996	496 718219 71	**KNZPFRK, T.1**
8997	496 71859647	**ZPN, T.2**
8998	496 893 894 71	**KNZPFRK, T.1**
8999	49689421728	**ZSFEL**
9000	49701421961	**ZSFEL**
9001	49718016541	**ZFEB**
9002	49721421874	**ZSFEL**
9003	49721831749	**KNZPFRK, T.1**
9004	497 218 498 71	**KNZPFRK, T.1**
9005	49721851948	**KNZPFRK, T.1**
9006	49726421728	**ZSFEL**
9007	49729864989	**ZSFEL**
9008	49731621851	**ZSFEL**
9009	49731649847	**ZSFEL**
9010	49731864871	**ZSFEL**
9011	497 489681 71	**KNZPFRK, T.1**
9012	49749848901	**ZSFEL**
9013	497498598 71	**KNZPFRK, T.2**
9014	49751831647	**ZSFEL**
9015	49751831964	**ZSFEL**
9016	49751861978	**ZSFEL**
9017	49751869751	**ZSFEL**
9018	49753159841	**KNZPFRK, T.1**

9019	49754121861	**NZCEDKAZ**
9020	49754821961	**ZSFEL**
9021	49754831961	**ZSFEL**
9022	49754831968	**ZSFEL**
9023	49754861871	**ZSFEL**
9024	49754864871	**ZSFEL**
9025	49754951849	**ZSFEL**
9026	49754984961	**ZSFEL**
9027	49758900609	**ZSFEL**
9028	49758961749	**ZSFEL**
9029	49758961978	**ZSFEL**
9030	49759139781	**ZSFEL**
9031	49759188817	**ZSFEL**
9032	49759421871	**ZSFEL**
9033	497 684917 91	**KNZPFRK, T.1**
9034	497 813498 21	**KNZPFRK, T.1**
9035	497 81681947	**ZFEB**
9036	49789149868	**ZSFEL**
9037	497 894219 71	**KNZPFRK, T.1**
9038	497894518 91	**KNZPFRK, T.2**
9039	497 894519 81	**KNZPFRK, T.1**
9040	497 89489147	**KNZPFRK, T.1**
9041	49801300198	**ZSFEL**

9042	498016 719 78	ZPN, T.1
9043	49804139184	ZKAL
9044	498117 21914	ZPN, T.2
9045	498175 61491	ZPN, T.1
9046	49819431947	KNZPFRK, T.1
9047	49821731948	ZPN, T.2
9048	49831219841	ZKAL
9049	498 313894 74	KNZPFRK, T.1
9050	49831621941	KNZPFRK, T.1
9051	49831649871	KNZPFRK, T.1
9052	49831721849	KNZPFRK, T.1
9053	49831721947	ZFEB
9054	49831721948	ZFEB
9055	49831721949	ZSFEL
9056	498317219 84	KNZPFRK, T.1
9057	49831731881	ZFEB
9058	49831731949	ZKAL
9059	498 317 491 46	ZPN, T.2
9060	49831831949	KNZPFRK, T.1
9061	49831831981	KNZPFRK, T.1
9062	49837164989	ZSFEL
9063	49837184951	ZSFEL
9064	498 45148971	KNZPFRK, T.1

9065	498 471897 41	KNZPFRK, T.1
9066	498 473894 47	KNZPFRK, T.1
9067	498485 48917	ZFEB
9068	49849121961	ZSFEL
9069	49851321947	KNZPFRK, T.1
9070	498513 91481	KNZPFRK, T.1
9071	49851421947	ZPN, T.2
9072	49851431918	ZPN, T.2
9073	498 514 31981	KNZPFRK, T.2
9074	49851489741	KNZPFRK, T.1
9075	49851621971	KNZPFRK, T.1
9076	49851647831	KNZPFRK, T.1
9077	49851649718	KNZPFRK, T.1
9078	49851671941	KNZPFRK, T.1
9079	498516 719 81	KNZPFRK, T.1
9080	49851721948	KNZPFRK, T.1
9081	49851749854	ZFEB
9082	49851789841	ZPN, T.2
9083	49851831941	KNZPFRK, T.1
9084	498531 49871	KNZPFRK, T.1
9085	49854121861	MZFWGGISM
9086	49854129871	ZSFEL
9087	49854131971	KNZPFRK, T.1

9088	49854321648	**ZSFEL**
9089	49854721868	**ZSFEL**
9090	49854721949	**KNZPFRK, T.1**
9091	49854739861	**ZSFEL**
9092	49854789417	**KNZPFRK, T.1**
9093	49854851971	**KNZPFRK, T.1**
9094	49854964971	**KNZPFRK, T.2**
9095	49854971389	**KNZPFRK, T.1**
9096	49856139812	**ZPN, T.2**
9097	49857189464	**ZFEB**
9098	49857458969	**ZSFEL**
9099	49859361974	**KNZPFRK, T.1**
9100	4986 01 718 14	**ZPN, T.1**
9101	498 611 01931	**ZPN, T.1**
9102	498612 718 19	**ZPN, T.1**
9103	49861271941	**ZFEB**
9104	498 613851 49	**KNZPFRK, T.1**
9105	498614 318 12	**ZPN, T.1**
9106	49861431971	**ZPN, T.1**
9107	498 614 33019	**ZPN, T.1**
9108	49861721948	**ZFEB**
9109	49861731818	**ZPN, T.1**
9110	498617 31914	**ZPN, T.1**

9111	498617 918 48	ZPN, T.1
9112	498617 91874	ZPN, T.1
9113	49862851901	ZSFEL
9114	49864100189	ZSFEL
9115	49864101914	ZKAL
9116	498641 019 19	ZPN, T.2
9117	498641 01948	ZKAL
9118	49864101981	ZKAL
9119	498 641 21918	ZPN, T.2
9120	49864121981	ZKAL
9121	49864129871	ZSFEL
9122	49864131840	ZKAL
9123	49864149871	ZKAL
9124	49864171901	ZKAL
9125	49864171914	ZKAL
9126	498 641789 41	KNZPFRK, T.1
9127	498 647213 81	KNZPFRK, T.1
9128	49864731949	KNZPFRK, T.1
9129	498 647519 71	KNZPFRK, T.1
9130	49864859871	ZSFEL
9131	49867121901	ZKAL
9132	498 671219 84	KNZPFRK, T.1
9133	498 671894 81	KNZPFRK, T.1

9134	49868431901	**ZKAL**
9135	498688 71918	**ZPN, T.1**
9136	498 69419871	**ZFEB**
9137	498 701 31914	**ZPN, T.2**
9138	49871271941	**ZFEB**
9139	49871271948	**ZFEB**
9140	49871281949	**ZPN, T.2**
9141	49871321428	**ZSFEL**
9142	49871321949	**ZSFEL**
9143	498 713 498 12	**KNZPFRK, T.1**
9144	498 713 619 81	**KNZPFRK, T.1**
9145	49871381491	**ZSFEL**
9146	498 713 891 91	**KNZPFRK, T.1**
9147	498 713 894 71	**KNZPFRK, T.1**
9148	49871421981	**ZSFEL**
9149	498 71431871	**ZPN, T.1**
9150	49871431981	**ZFEB**
9151	49871481931	**ZSFEL**
9152	49871489811	**ZFEB**
9153	49871600989	**ZPN, T.1**
9154	498716 319 01	**ZPN, T.1**
9155	498 716 71849	**ZPN, T.2**
9156	49871671984	**ZPN, T.2**

9157	498718 31919	ZPN, T.2
9158	49871831961	ZSFEL
9159	49871931941	KNZPFRK, T.1
9160	498 719 617 81	KNZPFRK, T.1
9161	49871961914	ZPN, T.2
9162	498 719 619 74	KNZPFRK, T.1
9163	49873121868	ZSFEL
9164	49873121964	ZSFEL
9165	49873154967	ZSFEL
9166	49874121861	NZCEDKAZ
9167	49874129871	ZSFEL
9168	49874129891	NZCEDKAZ
9169	49874801649	ZSFEL
9170	498764 388 91	ZPN, T.1
9171	498781519 49	KNZPFRK, T.1
9172	498792 618 19	ZPN, T.1
9173	49879421961	ZSFEL
9174	498 814 31941	ZPN, T.1
9175	498 841 21728	ZPN, T.2
9176	498 97 98 49 71	KNZPFRK, T.2
9177	499617 81914	ZPN, T.1
9178	499618 71809	ZPN, T.1
9179	50140960128	NZCEDKAZ

9180	50148121964	ZSFEL
9181	50149389871	ZSFEL
9182	50149861971	ZSFEL
9183	50149880891	ZSFEL
9184	50160101888	ZSFEL
9185	50160429189	ZSFEL
9186	50160890988	ZSFEL
9187	50164539671	ZSFEL
9188	50164829161	ZSFEL
9189	50164959871	ZSFEL
9190	50169409871	ZSFEL
9191	50460120971	ZSFEL
9192	50474850961	ZSFEL
9193	50484121941	ZSFEL
9194	50489160479	ZSFEL
9195	50506121971	ZSFEL
9196	50648929871	ZSFEL
9197	50836489437	ZSFEL
9198	50849129468	ZSFEL
9199	50857892196	ZSFEL
9200	50860120971	ZSFEL
9201	508 614 319 18	ZPN, Т.1
9202	50861453971	ZSFEL

9203	50864121874	**ZSFEL**
9204	50864129871	**ZSFEL**
9205	508641 71918	**ZPN, T.2**
9206	50864720971	**ZSFEL**
9207	50864989871	**ZSFEL**
9208	50964129871	**ZSFEL**
9209	51064821049	**ZSFEL**
9210	511 019489 48	**ZPN, T.1**
9211	5117 819 1469	**ZPN, T.1**
9212	512 017 21918	**ZPN, T.2**
9213	51215427891	**NZCEDKAZ**
9214	51231621864	**ZSFEL**
9215	51247948914	**SIS**
9216	51261421971	**ZSFEL**
9217	512 617 91819	**ZPN, T.2**
9218	051291264781	**KAZFWOK**
9219	51316849317	**ZSFEL**
9220	51349148741	**NZCEDKAZ**
9221	51349871381	**NZCEDKAZ**
9222	51354831861	**NZCEDKAZ**
9223	51381421901	**ZSFEL**
9224	51381971341	**ZSFEL**
9225	51384121961	**NZCEDKAZ**

9226	51384931748	ZSFEL
9227	51384931967	KNZPFRK, T.1
9228	51389429871	ZSFEL
9229	51394588814	SIS
9230	513964 818 91	ZPN, T.1
9231	51412131948	ZPN, T.2
9232	514185 81949	ZPN, T.2
9233	51421541981	NZCEDKAZ
9234	51421721819	ZPN, T.2
9235	51421721841	NZCEDKAZ
9236	51421721861	NZCEDKAZ
9237	51421721894	ZSFEL
9238	51421721961	NZCEDKAZ
9239	51421721964	ZSFEL
9240	51421731948	ZKAL
9241	51421731949	ZKAL
9242	514218 21948	ZPN, T.2
9243	51421831994	ZSFEL
9244	51421851749	KNZPFRK, T.1
9245	51421961871	ZFEB
9246	51429136871	ZSFEL
9247	51429879861	ZSFEL
9248	51431671851	ZSFEL

9249	51431689451	KNZPFRK, T.1
9250	51431721481	ZSFEL
9251	51431721949	ZPN, T.2
9252	51431731856	ZSFEL
9253	51431848516	ZPN, T.2
9254	51431851412	ZPN, T.2
9255	514 318 718 48	ZPN, T.1
9256	51431881947	ZFEB
9257	51431981941	KNZPFRK, T.1
9258	514 31988 317	ZPN, T.1
9259	51438121849	ZSFEL
9260	51438891817	ZPN, T.1
9261	514 48549 719	ZPN, T.2
9262	514 498 819 49	ZPN, T.2
9263	51451631854	ZPN, T.2
9264	514518 19898	ZPN, T.1
9265	514 519 84951	ZPN, T.2
9266	51454121978	ZSFEL
9267	51454214389	NZCEDKAZ
9268	514564819 71	KNZPFRK, T.1
9269	51456831971	KNZPFRK, T.1
9270	51457149847	ZFEB
9271	51458216471	ZKAL

9272	51458231841	**ZSFEL**
9273	51458431738	**ZSFEL**
9274	51458949851	**ZSFEL**
9275	51459836147	**KNZPFRK, T.1**
9276	514 618 719 78	**KNZPFRK, T.1**
9277	514 61879010	**ZPN, T.2**
9278	51464831971	**ZPN, T.2**
9279	514 69851871	**KNZPFRK, T.1**
9280	51471261941	**ZPN, T.2**
9281	514 71631914	**ZPN, T.2**
9282	514 717819 71	**KNZPFRK, T.1**
9283	51472389489	**ZSFEL**
9284	51472621971	**ZSFEL**
9285	51472859617	**ZPN, T.2**
9286	51479121898	**KNZPFRK, T.1**
9287	51481231948	**ZPN, T.2**
9288	514 81291876	**ZPN, T.1**
9289	51481291948	**ZFEB**
9290	51481321941	**NZCEDKAZ**
9291	51481331849	**ZPN, T.2**
9292	51481351489	**ZSFEL**
9293	51481394851	**ZSFEL**
9294	51481421951	**ZPN, T.2**

9295	51481428971	ZSFEL
9296	51481481961	ZSFEL
9297	51481491758	KNZPFRK, T.1
9298	51481631971	ZKAL
9299	51481721959	ZPN, T.2
9300	51481731949	ZPN, T.2
9301	51481791849	ZPN, T.2
9302	51481831731	ZPN, T.2
9303	51481931721	MZFWGGISM
9304	51481931961	NZCEDKAZ
9305	51481951979	ZSFEL
9306	51482121751	MZFWGGISM
9307	51482131649	ZSFEL
9308	51482131957	ZFEB
9309	51482131979	ZPN, T.2
9310	51482147981	NZCEDKAZ
9311	514 831 31894	ZPN, T.2
9312	51484191471	ZSFEL
9313	514 847 471 84	KNZPFRK, T.1
9314	51485131748	ZSFEL
9315	51485131968	ZSFEL
9316	51485141859	ZPN, T.2
9317	51485219949	NZCEDKAZ

9318	51485419517	ZPN, T.2
9319	51485631729	ZSFEL
9320	51487851961	MZFWGGISM
9321	51489119489	ZFEB
9322	51489121481	ZSFEL
9323	51489121961	ZSFEL
9324	51489131948	ZPN, T.2
9325	51489131978	ZSFEL
9326	51489161481	ZSFEL
9327	51489169178	NZCEDKAZ
9328	51489331947	KNZPFRK, T.1
9329	51489359481	ZSFEL
9330	51489421971	ZSFEL
9331	51489451872	ZPN, T.2
9332	51489471961	ZSFEL
9333	51489731962	ZSFEL
9334	51489751964	ZSFEL
9335	51491731981	ZPN, T.2
9336	514 918 719 12	ZPN, T.2
9337	51493189471	ZSFEL
9338	514 987 894 91	ZPN, T.2
9339	51521428198	NZCEDKAZ
9340	51561831748	ZSFEL

9341	51621831949	ZFEB
9342	516 21989714	ZPN, T.2
9343	51631421949	ZFEB
9344	51631481694	ZSFEL
9345	51631821961	ZSFEL
9346	51631831791	NZCEDKAZ
9347	51631831972	ZPN, T.2
9348	51631851981	ZFEB
9349	51631854851	ZSFEL
9350	51631859481	ZSFEL
9351	51631871981	ZSFEL
9352	51647189849	NZCEDKAZ
9353	51648121959	ZSFEL
9354	51648 917917	ZPN, T.2
9355	51648931971	ZFEB
9356	51649121978	NZCEDKAZ
9357	51649281940	ZSFEL
9358	51649751849	ZSFEL
9359	51649789419	ZSFEL
9360	51651481941	ZSFEL
9361	51664854961	ZSFEL
9362	516 714 918 19	ZPN, T.2
9363	51671891941	ZPN, T.2

9364	51684121971	**NZCEDKAZ**
9365	51684121978	**NZCEDKAZ**
9366	51684731984	**ZSFEL**
9367	516898319 18	**ZPN, T.2**
9368	51721821968	**ZSFEL**
9369	51721841961	**NZCEDKAZ**
9370	51721849161	**NZCEDKAZ**
9371	51721961728	**ZSFEL**
9372	51721968431	**ZSFEL**
9373	517 314 81911	**ZPN, T.1**
9374	517 319 48919	**ZPN, T.2**
9375	51731964851	**ZFEB**
9376	51731981651	**ZPN, T.2**
9377	51738489712	**ZPN, T.2**
9378	51739121849	**ZSFEL**
9379	51739451847	**ZKAL**
9380	51748891798	**ZPN, T.2**
9381	517518 49 491	**ZPN, T.2**
9382	51758421961	**ZSFEL**
9383	517 81494892	**ZPN, T.2**
9384	517 841 21728	**ZPN, T.2**
9385	517 84567149	**ZPN, T.2**
9386	517 89471968	**ZPN, T.2**

9387	518 006 78967	ZPN, T.1
9388	51801421961	NZCEDKAZ
9389	51801431648	ZSFEL
9390	518084 31914	ZPN, T.1
9391	51818671849	ZPN, T.2
9392	51821421728	NZCEDKAZ
9393	51821731919	ZPN, T.2
9394	51821871961	MZFWGGISM
9395	518 219 31748	ZPN, T.2
9396	51825444212	NZCEDKAZ
9397	51831421971	ZSFEL
9398	51831421974	ZSFEL
9399	51831431948	ZPN, T.2
9400	51831631781	KNZPFRK, T.1
9401	51831689421	ZSFEL
9402	51831721428	ZPN, T.2
9403	51831721874	ZSFEL
9404	51831721964	ZSFEL
9405	51831749871	KNZPFRK, T.1
9406	51831751451	ZPN, T.2
9407	51831789486	ZSFEL
9408	51831791848	ZPN, T.1
9409	51831949871	ZFEB

9410	51831961421	MZFWGGISM
9411	51841281949	ZPN, T.2
9412	51841671481	NZCEDKAZ
9413	51841721918	ZPN, T.2
9414	51841751948	ZPN, T.2
9415	51841921781	NZCEDKAZ
9416	51842131981	ZPN, T.2
9417	51842142812	ZPN, T.2
9418	51842181949	ZPN, T.2
9419	51842831947	ZPN, T.2
9420	51845 318 491	ZPN, T.2
9421	51847121949	NZCEDKAZ
9422	51847121978	KNZPFRK, T.1
9423	518477 39841	ZPN, T.1
9424	518 481 49716	ZPN, T.2
9425	51848931749	ZPN, T.2
9426	51849121849	NZCEDKAZ
9427	51849121948	NZCEDKAZ
9428	51849121981	NZCEDKAZ
9429	51849131819	ZPN, T.2
9430	51849131914	ZPN, T.2
9431	51849131948	ZFEB
9432	51849131961	NZCEDKAZ

9433	51849131964	NZCEDKAZ
9434	51849131971	ZPN, T.2
9435	51849131984	ZPN, T.2
9436	518 491319 88	ZPN, T.2
9437	518 491319 89	ZPN, T.2
9438	518 491489 14	ZPN, T.2
9439	51849169871	ZSFEL
9440	51849171849	ZPN, T.2
9441	51849189971	ZPN, T.2
9442	51849219471	ZPN, T.2
9443	51849321871	ZSFEL
9444	51849631781	ZKAL
9445	518 497319 28	ZPN, T.2
9446	51849731948	ZPN, T.2
9447	51849781897	ZPN, T.2
9448	518 498 21948	ZPN, T.2
9449	51849838971	NZCEDKAZ
9450	518 49849718	KNZPFRK, T.1
9451	51851481891	NZCEDKAZ
9452	51851491812	ZFEB
9453	51854121864	ZSFEL
9454	51854261871	NZCEDKAZ
9455	51854648978	NZCEDKAZ

9456	51854921213	KNZPFRK, T.1
9457	518 555 948 71	ZPN, T.1
9458	51857481917	ZPN, T.2
9459	51859161874	ZSFEL
9460	51861401971	ZSFEL
9461	51861421971	MZFWGGISM
9462	51861421978	ZSFEL
9463	51861421981	ZSFEL
9464	51861431742	NZCEDKAZ
9465	51861431971	MZFWGGISM
9466	518 614 918 12	KNZPFRK, T.1
9467	51861721971	NZCEDKAZ
9468	518 617 318 61	KNZPFRK, T.1
9469	51861731918	ZPN, T.2
9470	518 617 849 71	KNZPFRK, T.1
9471	51861831871	NZCEDKAZ
9472	51863121984	ZSFEL
9473	51864121074	NZCEDKAZ
9474	51864121971	NZCEDKAZ
9475	51864121978	NZCEDKAZ
9476	51864121981	ZSFEL
9477	51864129891	NZCEDKAZ
9478	51864151429	ZSFEL

9479	51864231979	ZSFEL
9480	51864851781	NZCEDKAZ
9481	51864871906	NZCEDKAZ
9482	51864921747	ZSFEL
9483	518 649 719 81	KNZPFRK, T.1
9484	51869131989	ZPN, T.2
9485	51869489471	ZSFEL
9486	518 712618 44	ZPN, T.1
9487	51871274891	ZPN, T.2
9488	51871381458	ZSFEL
9489	51871421481	NZCEDKAZ
9490	51871421871	ZSFEL
9491	51871631819	ZPN, T.2
9492	51874851961	ZSFEL
9493	51879859461	ZSFEL
9494	51891421764	ZSFEL
9495	51891421819	ZPN, T.2
9496	51891421978	KNZPFRK, T.1
9497	51891481917	ZPN, T.2
9498	51891498712	ZPN, T.2
9499	51891741981	ZPN, T.2
9500	519061 71919	ZPN, T.2
9501	519064 08918	ZPN, T.1

9502	51931421861	ZSFEL
9503	51931489162	ZSFEL
9504	51931489314	KNZPFRK, T.1
9505	51931621981	MZFWGGISM
9506	51931721848	ZPN, T.2
9507	51931721849	ZPN, T.2
9508	51931721918	ZPN, T.2
9509	51931731849	ZPN, T.2
9510	519317418 91	ZPN, T.1
9511	51931741948	ZPN, T.2
9512	519 317 48914	ZPN, T.2
9513	51931751831	KNZPFRK, T.1
9514	51931781942	NZCEDKAZ
9515	519317 81949	ZPN, T.2
9516	51931791814	ZPN, T.1
9517	519 317 918 45	ZPN, T.1
9518	51931891497	ZPN, T.2
9519	51931961951	KNZPFRK, T.1
9520	519361 819 41	ZPN, T.1
9521	51939121984	ZSFEL
9522	519411 819 14	ZPN, T.1
9523	519417 819 14	ZPN, T.1
9524	519 419 818 49	ZPN, T.2

9525	519419 81948	ZPN, T.2
9526	519 419 819 49	ZPN, T.2
9527	51947131848	ZSFEL
9528	51947131989	ZPN, T.2
9529	51948131484	ZPN, T.2
9530	51948191918	ZPN, T.2
9531	519488 71631	ZPN, T.1
9532	519488 914 31	ZPN, T.1
9533	51948921964	ZFEB
9534	519 489 319 12	ZPN, T.2
9535	519489 68 998	ZPN, T.1
9536	51949131948	ZPN, T.2
9537	51949131982	ZPN, T.2
9538	51949189481	NZCEDKAZ
9539	51949871941	ZFEB
9540	519 49871949	ZPN, T.2
9541	51951348988	NZCEDKAZ
9542	51951431918	ZKAL
9543	51951431981	NZCEDKAZ
9544	519 514 31988	ZPN, T.1
9545	519 516 31814	ZPN, T.2
9546	519 516719 89	ZPN, T.2
9547	51951731914	ZKAL

9548	519517819 31	ZPN, T.1
9549	51954189919	ZPN, T.2
9550	519581 488 19	ZPN, T.2
9551	51960129481	ZSFEL
9552	51961231961	ZFEB
9553	51961421971	ZSFEL
9554	51961421981	ZSFEL
9555	519614 31918	ZPN, T.2
9556	519617 3194 5	ZPN, T.1
9557	51961731948	ZPN, T.2
9558	51961781914	ZPN, T.2
9559	519 617 918 14	ZPN, T.2
9560	51963121849	ZSFEL
9561	51964121871	NZCEDKAZ
9562	51964121981	ZSFEL
9563	51964131874	NZCEDKAZ
9564	51964189141	ZSFEL
9565	51964189871	MZFWGGISM
9566	51964281949	ZSFEL
9567	51964801964	NZCEDKAZ
9568	51964821971	ZSFEL
9569	51964831871	ZSFEL
9570	51964871931	ZSFEL

9571	51964879881	ZSFEL
9572	519 64891814	ZPN, T.1
9573	51964894871	ZSFEL
9574	51964951971	ZSFEL
9575	51964989481	ZSFEL
9576	519671 319 14	ZPN, T.1
9577	519671498 84	MZFWGGISM
9578	51968121978	ZSFEL
9579	51968121981	MZFWGGISM
9580	519688 01971	ZPN, T.1
9581	51969871981	ZSFEL
9582	519 71331849	ZPN, T.2
9583	51971431959	ZPN, T.2
9584	519718 31919	ZPN, T.2
9585	51972139484	ZPN, T.2
9586	51974181981	ZSFEL
9587	51974891849	ZSFEL
9588	51981421971	ZSFEL
9589	519 818319 49	ZPN, T.2
9590	519 818719 31	ZPN, T.2
9591	51981931691	ZPN, T.2
9592	51981981914	ZPN, T.2
9593	51984219498	ZPN, T.2

9594	51984951951	ZPN, T.2
9595	51987131948	ZPN, T.2
9596	51989131984	KNZPFRK, T.1
9597	519 89471691	ZPN, T.2
9598	51989471961	ZSFEL
9599	51989519491	ZPN, T.2
9600	519 91671982	ZPN, T.2
9601	52131621984	ZSFEL
9602	52132472861	ZSFEL
9603	52143219891	NZCEDKAZ
9604	521641 31914	ZPN, T.2
9605	521 64871918	ZPN, T.2
9606	521 648 81814	ZPN, T.2
9607	521989 614 19	ZPN, T.2
9608	52501698988	ZSFEL
9609	528 31491814	ZPN, T.2
9610	52831561971	ZSFEL
9611	52831724857	ZSFEL
9612	52836874821	ZSFEL
9613	528414 31918	ZPN, T.2
9614	52843148354	ZSFEL
9615	52847131649	ZSFEL
9616	52847321448	ZSFEL

9617	52854728421	ZSFEL
9618	52861429871	ZSFEL
9619	528 614319 12	ZPN, T.1
9620	528 617 31918	ZPN, T.1
9621	52861971819	ZPN, T.2
9622	52862139874	ZSFEL
9623	52864121978	ZSFEL
9624	528641 31817	ZPN, T.1
9625	528641 48919	ZPN, T.2
9626	52864171848	ZSFEL
9627	528641 719 14	ZPN, T.2
9628	52864174854	ZSFEL
9629	52864729417	ZSFEL
9630	528 716 319 81	ZPN, T.1
9631	528 912 614 18	ZPN, T.1
9632	529 016 38914	KNZPFRK, T.1
9633	529 311 488 07	ZPN, T.1
9634	529 321 688 17	ZPN, T.1
9635	529648 01918	ZPN, T.2
9636	52964954837	ZSFEL
9637	53012450818	ZFEB
9638	53119418 418	ZPN, T.1
9639	53121621859	ZSFEL

9640	53121621874	ZSFEL
9641	53121631948	ZSFEL
9642	53121849878	ZSFEL
9643	53121864191	NZCEDKAZ
9644	53124854961	ZSFEL
9645	53131681901	ZSFEL
9646	53142184161	NZCEDKAZ
9647	53148121671	NZCEDKAZ
9648	53148184748	NZCEDKAZ
9649	53149189564	ZSFEL
9650	53149489471	ZSFEL
9651	53149821961	ZSFEL
9652	53149829871	ZSFEL
9653	53149861871	MZFWGGISM
9654	53149861971	ZSFEL
9655	53149869714	ZSFEL
9656	53149874121	NZCEDKAZ
9657	53151484951	ZSFEL
9658	53154869871	ZSFEL
9659	53158429748	ZSFEL
9660	53160121981	ZSFEL
9661	53164821971	ZSFEL
9662	531 648 719 78	KNZPFRK, T.1

9663	53164879184	**ZSFEL**
9664	53164921874	**ZSFEL**
9665	53164951981	**NZCEDKAZ**
9666	53164981961	**ZSFEL**
9667	53168121978	**NZCEDKAZ**
9668	53168121989	**NZCEDKAZ**
9669	53168321971	**ZSFEL**
9670	53168389471	**ZSFEL**
9671	53168939871	**NZCEDKAZ**
9672	53169489171	**ZSFEL**
9673	53169489879	**ZSFEL**
9674	53180849888	**ZSFEL**
9675	53184121876	**NZCEDKAZ**
9676	53184121961	**NZCEDKAZ**
9677	53184121971	**NZCEDKAZ**
9678	53184184961	**ZSFEL**
9679	53184851964	**ZSFEL**
9680	53184854961	**NZCEDKAZ**
9681	53184921971	**ZSFEL**
9682	53184929164	**ZSFEL**
9683	53189149864	**ZSFEL**
9684	53189169171	**ZSFEL**
9685	53189851964	**ZPN, T.2**

9686	53438121978	**ZSFEL**
9687	53481451961	**ZSFEL**
9688	53484231968	**ZSFEL**
9689	53489121964	**ZSFEL**
9690	53489129871	**ZSFEL**
9691	53489410808	**ZSFEL**
9692	53489429758	**ZSFEL**
9693	53614981958	**ZSFEL**
9694	53619421971	**ZSFEL**
9695	53649758974	**ZSFEL**
9696	53649879651	**ZSFEL**
9697	53804629871	**ZSFEL**
9698	53814811961	**NZCEDKAZ**
9699	53848121861	**NZCEDKAZ**
9700	53849121864	**MZFWGGISM**
9701	53849129178	**NZCEDKAZ**
9702	53849129878	**NZCEDKAZ**
9703	53849171861	**NZCEDKAZ**
9704	53849759861	**ZSFEL**
9705	53849854167	**ZSFEL**
9706	53854129871	**ZSFEL**
9707	53860484871	**ZSFEL**
9708	53864121871	**ZSFEL**

9709	53864121971	ZSFEL
9710	53864121981	NZCEDKAZ
9711	53864121984	ZSFEL
9712	53864129871	ZSFEL
9713	53864129874	ZSFEL
9714	53864129878	ZSFEL
9715	53864158971	ZSFEL
9716	53864178858	ZSFEL
9717	53864189871	ZSFEL
9718	53864721859	ZSFEL
9719	53864729861	ZSFEL
9720	53864729871	ZSFEL
9721	53864971851	ZSFEL
9722	53864971981	ZSFEL
9723	53864978988	NZCEDKAZ
9724	53867139864	ZSFEL
9725	53869159719	ZSFEL
9726	53869471838	ZSFEL
9727	53869753981	ZSFEL
9728	53874121864	NZCEDKAZ
9729	53874121871	NZCEDKAZ
9730	53874951861	ZSFEL
9731	53949121968	NZCEDKAZ

9732	53949871861	MZFWGGISM
9733	53960121962	ZSFEL
9734	53961481951	ZSFEL
9735	53962971981	ZSFEL
9736	53964121871	NZCEDKAZ
9737	53964121878	NZCEDKAZ
9738	53964121971	ZSFEL
9739	53964121978	ZSFEL
9740	53964121981	MZFWGGISM
9741	53964121989	ZSFEL
9742	53964128971	ZSFEL
9743	53964129871	ZSZEE, T.3
9744	53964129971	ZSFEL
9745	53964189171	MZFWGGISM
9746	53964189451	ZSFEL
9747	53964721847	ZSFEL
9748	53964721981	ZSFEL
9749	53964721984	ZSFEL
9750	53964729381	ZSFEL
9751	53964854721	ZSFEL
9752	53964879851	ZSFEL
9753	53964879884	ZSFEL
9754	53968121971	MZFWGGISM

9755	53968121978	NZCEDKAZ
9756	53968129871	MZFWGGISM
9757	53968129878	ZSFEL
9758	53968131784	ZSFEL
9759	53968179864	ZSFEL
9760	53968198971	ZSFEL
9761	53971421871	MZFWGGISM
9762	53974821878	ZSFEL
9763	53974859871	ZSFEL
9764	53978121946	ZSFEL
9765	53978121964	ZSFEL
9766	53978498981	ZSFEL
9767	53984371824	ZSFEL
9768	53984621873	ZSFEL
9769	54101921978	ZSFEL
9770	54121381948	ZFEB
9771	541312 811 49	ZPN, T.2
9772	54131489561	ZSFEL
9773	541 317218 88	ZPN, T.2
9774	54131849871	ZKAL
9775	54131 89 0168	ZPN, T.1
9776	54131971961	ZPN, T.2
9777	54149831947	ZPN, T.2

9778	54168931978	ZSFEL
9779	541 84979814	ZPN, T.2
9780	54189218948	ZPN, T.2
9781	54201648739	ZSFEL
9782	54214831964	ZSFEL
9783	54216421978	ZSFEL
9784	54216421979	ZSFEL
9785	54231734981	ZSFEL
9786	54251485471	NZCEDKAZ
9787	54261481921	ZSFEL
9788	54262127871	ZSFEL
9789	54279129861	ZSFEL
9790	54316879781	ZSFEL
9791	54481069481	ZSFEL
9792	54481561978	ZSFEL
9793	54621721839	ZSFEL
9794	54647151892	ZPN, T.2
9795	54649121864	NZCEDKAZ
9796	54651831841	NZCEDKAZ
9797	54684971961	ZSFEL
9798	54689121971	NZCEDKAZ
9799	54712464859	ZSFEL
9800	54716839741	ZSFEL

9801	547 319819 47	KNZPFRK, T.1
9802	547384197 89	ZPN, T.2
9803	54754189871	NZCEDKAZ
9804	54758121968	ZSFEL
9805	54789421964	ZSFEL
9806	54789531638	ZSFEL
9807	54801621949	ZSFEL
9808	548017 918 14	ZPN, T.2
9809	54812145489	NZCEDKAZ
9810	54815455181	NZCEDKAZ
9811	54816793148	ZKAL
9812	54821213499	ZPN, T.2
9813	54821428914	NZCEDKAZ
9814	54821574918	NZCEDKAZ
9815	54821721931	ZPN, T.2
9816	54821721949	ZPN, T.2
9817	548 21731949	ZPN, T.2
9818	54821758947	ZPN, T.2
9819	54821939481	ZPN, T.2
9820	54821939871	ZPN, T.2
9821	54826124819	NZCEDKAZ
9822	54831248951	ZPN, T.2
9823	54831254848	ZPN, T.2

9824	548 312718 48	ZPN, T.2
9825	54831489518	ZFEB
9826	54831621724	ZSFEL
9827	54831621971	ZSFEL
9828	54831621987	NZCEDKAZ
9829	54831638978	ZSFEL
9830	54831649878	ZSFEL
9831	54831721849	ZPN, T.2
9832	54831721888	ZPN, T.2
9833	54831721928	ZSFEL
9834	54831721947	ZFEB
9835	54831721948	NZCEDKAZ
9836	54831721949	ZPN, T.2
9837	54831721961	ZSFEL
9838	54831728947	ZKAL
9839	54831749816	ZFEB
9840	54831754989	ZSFEL
9841	548319 31748	ZPN, T.2
9842	54831941948	ZFEB
9843	54832121961	ZSFEL
9844	54836129831	ZSFEL
9845	54836197854	ZSFEL
9846	54837129864	ZSFEL

9847	54842121961	ZSFEL
9848	54842131947	ZPN, T.2
9849	548 42131949	ZPN, T.2
9850	54846121871	NZCEDKAZ
9851	54847121978	NZCEDKAZ
9852	54847139857	ZPN, T.2
9853	548 479 719 49	KNZPFRK, T.1
9854	54847981971	ZFEB
9855	54848131941	ZFEB
9856	54849121845	ZSFEL
9857	54849131941	ZPN, T.2
9858	548 491 49718	ZPN, T.2
9859	54849169918	ZKAL
9860	548 49319498	ZPN, T.2
9861	548493491 97	KNZPFRK, T.2
9862	54851231948	ZPN, T.2
9863	54851319498	ZPN, T.2
9864	54851549184	NZCEDKAZ
9865	54851721951	ZPN, T.2
9866	54851781949	ZPN, T.2
9867	54851791946	ZPN, T.2
9868	54852131948	ZPN, T.2
9869	54852179149	ZPN, T.2

9870	54853189561	ZSFEL
9871	54854121868	NZCEDKAZ
9872	54854121968	ZSFEL
9873	54854129831	ZSFEL
9874	54854131948	ZPN, T.2
9875	54854231948	ZPN, T.2
9876	54854648971	NZCEDKAZ
9877	54854921978	ZSFEL
9878	54856748994	ZFEB
9879	54857121918	ZPN, T.2
9880	54857131981	KNZPFRK, T.1
9881	548601 71918	ZPN, T.2
9882	54861271949	ZFEB
9883	54861421971	ZFEB
9884	548 614 71814	ZPN, T.2
9885	54861701918	ZPN, T.2
9886	54861729806	ZSFEL
9887	548617 31918	ZPN, T.2
9888	54861891719	ZPN, T.2
9889	54861901981	NZCEDKAZ
9890	54862172858	ZSFEL
9891	54864121647	ZSFEL
9892	54864121871	NZCEDKAZ

9893	54864121971	NZCEDKAZ
9894	54864121978	NZCEDKAZ
9895	54864121979	ZSFEL
9896	54864121981	NZCEDKAZ
9897	54864129871	NZCEDKAZ
9898	54864129878	NZCEDKAZ
9899	54864174891	NZCEDKAZ
9900	54864197851	ZSFEL
9901	548 64854891	KNZPFRK, T.1
9902	54864921971	ZSFEL
9903	548 671219 48	KNZPFRK, T.1
9904	54867121981	NZCEDKAZ
9905	54871231949	ZFEB
9906	548 713 914 81	KNZPFRK, T.1
9907	548 714218 91	ZPN, T.2
9908	54871854961	NZCEDKAZ
9909	54872439861	ZSFEL
9910	54873121964	ZSFEL
9911	54873959878	ZSFEL
9912	54874121849	ZSFEL
9913	54874121968	ZSFEL
9914	54874124968	ZSFEL
9915	54874219821	ZFEB

9916	54874921681	NZCEDKAZ
9917	54874956498	ZSFEL
9918	54875121981	ZSFEL
9919	54875489818	ZSFEL
9920	54879198794	ZPN, Т.2
9921	54879389876	ZSFEL
9922	548 81431918	ZPN, Т.2
9923	548 89171918	ZPN, Т.2
9924	548916 71918	ZPN, Т.2
9925	54891731949	ZPN, Т.2
9926	54891751849	ZPN, Т.2
9927	54891758941	ZPN, Т.2
9928	54893131848	ZPN, Т.2
9929	54906129891	ZSFEL
9930	54913738951	KNZPFRK, Т.1
9931	54916481921	ZSFEL
9932	549214217 48	ZPN, Т.2
9933	549 217 218 98	ZPN, Т.2
9934	54931481971	ZFEB
9935	54931621971	ZSFEL
9936	54931621984	ZSFEL
9937	54931649878	ZSFEL
9938	54931689418	ZSFEL

9939	54931721814	ZPN, T.2
9940	54931721841	NZCEDKAZ
9941	54931721847	ZSFEL
9942	54931721848	ZPN, T.2
9943	549 31721849	ZPN, T.2
9944	54931721854	ZFEB
9945	549317 21918	ZPN, T.2
9946	54931721948	ZPN, T.2
9947	54931721964	ZSFEL
9948	54931731864	ZSFEL
9949	54931731981	ZPN, T.2
9950	54931749871	ZKAL
9951	54931759851	ZPN, T.2
9952	549317 61914	ZPN, T.1
9953	54931781949	ZPN, T.2
9954	54931849751	ZSFEL
9955	54936121984	ZSFEL
9956	54936121989	ZSFEL
9957	54936124981	NZCEDKAZ
9958	54936171849	ZSFEL
9959	54936179891	ZSFEL
9960	54937954871	ZSFEL
9961	54938148785	ZPN, T.2

9962	54948121947	NZCEDKAZ
9963	54948729906	ZSFEL
9964	54951659871	ZSFEL
9965	54951721949	KNZPFRK, T.1
9966	54953121984	ZSFEL
9967	54956147851	ZSFEL
9968	54958121684	KNZPFRK, T.1
9969	54958121961	MZFWGGISM
9970	54958129871	ZSFEL
9971	54960421981	ZSFEL
9972	54961181949	ZSFEL
9973	549 612589 71	KNZPFRK, T.1
9974	54961489129	ZSFEL
9975	54961721948	ZSFEL
9976	54961831754	ZKAL
9977	549 618 919 81	KNZPFRK, T.1
9978	54961981971	ZSFEL
9979	54962147841	ZSFEL
9980	54964121971	NZCEDKAZ
9981	54964121972	ZSFEL
9982	54964121981	ZSFEL
9983	54964121989	NZCEDKAZ
9984	54964129871	NZCEDKAZ

9985	54964174884	ZSFEL
9986	54964178949	ZSFEL
9987	54964181971	ZSFEL
9988	54964189871	ZSFEL
9989	54964191481	ZKAL
9990	54964718971	ZSFEL
9991	54964720808	ZSFEL
9992	54964721974	ZSFEL
9993	54964721981	ZSFEL
9994	54964729858	ZSFEL
9995	54964729871	ZSFEL
9996	54964789418	ZKAL
9997	54964829871	ZSFEL
9998	54964831974	ZSFEL
9999	54964831978	ZSFEL
10000	54964851971	ZSFEL
10001	54964871987	ZSFEL
10002	54964874981	ZSFEL
10003	54967121879	NZCEDKAZ
10004	54967121948	ZSFEL
10005	54967159831	ZKAL
10006	54967184941	ZPN, T.2
10007	54968121971	ZSFEL

10008	54968129871	ZSFEL
10009	54968131978	ZSFEL
10010	54969121978	NZCEDKAZ
10011	54969859841	ZKAL
10012	54971431859	ZSFEL
10013	54971989478	ZSFEL
10014	54974121861	NZCEDKAZ
10015	54974121981	NZCEDKAZ
10016	54974129864	ZSFEL
10017	54978458967	ZSFEL
10018	54981691487	ZPN, T.2
10019	54981731961	ZSFEL
10020	54981931964	ZSFEL
10021	549 831719 88	ZPN, T.2
10022	54989431981	ZSFEL
10023	549 894 718 98	KNZPFRK, T.1
10024	54989759491	NZCEDKAZ
10025	5519 412 918 1	ZPN, T.1
10026	55284891918	ZPN, T.2
10027	55298 318712	ZPN, T.1
10028	55542501649	ZSFEL
10029	56131721894	ZSFEL
10030	56131957841	ZFEB

10031	56149859878	ZSFEL
10032	561 918 97548	ZPN, T.2
10033	56421721849	ZFEB
10034	56421971981	ZFEB
10035	564317 90961	ZPN, T.1
10036	56457281421	ZFEB
10037	56471631819	ZPN, T.2
10038	56471981961	ZFEB
10039	56478121978	NZCEDKAZ
10040	56478129871	NZCEDKAZ
10041	56481891429	ZSFEL
10042	56482131947	ZFEB
10043	56482131981	ZFEB
10044	56482149871	ZFEB
10045	56484121841	ZSFEL
10046	56484121979	NZCEDKAZ
10047	56487121891	NZCEDKAZ
10048	56489121874	NZCEDKAZ
10049	56489131974	ZSFEL
10050	56489178961	NZCEDKAZ
10051	56489357869	NZCEDKAZ
10052	56491721948	ZFEB
10053	56849131891	ZFEB

10054	56917121964	**KNZPFRK, T.1**
10055	56917 8139 14	**ZPN, T.1**
10056	56947121989	**ZKAL**
10057	57121431629	**ZSFEL**
10058	57136489871	**ZSFEL**
10059	57149819431	**ZPN, T.2**
10060	57432854871	**ZPN, T.2**
10061	57464178139	**NZCEDKAZ**
10062	57484851418	**ZFEB**
10063	57849831961	**ZFEB**
10064	57849861451	**ZFEB**
10065	57861421981	**ZSFEL**
10066	57864159879	**NZCEDKAZ**
10067	58010461489	**ZSFEL**
10068	58014964802	**ZSFEL**
10069	58049040168	**ZSFEL**
10070	58060484971	**ZSFEL**
10071	58101621429	**ZSFEL**
10072	58106429178	**ZSFEL**
10073	58106429871	**ZSFEL**
10074	58121431721	**ZSFEL**
10075	58121961971	**NZCEDKAZ**
10076	581 297 498 61	**KNZPFRK, T.1**

10077	58131421861	NZCEDKAZ
10078	58131631854	ZSFEL
10079	58131721914	ZPN, T.2
10080	58131729849	ZSFEL
10081	58131849841	ZSFEL
10082	58131961971	MZFWGGISM
10083	58131964871	ZSFEL
10084	58142168171	NZCEDKAZ
10085	581 489671 49	ZPN, T.2
10086	58149121878	NZCEDKAZ
10087	58149129681	NZCEDKAZ
10088	58149161874	ZSFEL
10089	58149861941	ZPN, T.2
10090	58149881848	ZSFEL
10091	58160121971	ZSFEL
10092	58160129471	ZSFEL
10093	58164129142	ZSFEL
10094	58164838194	ZSFEL
10095	58164929171	ZSFEL
10096	58169731918	ZSFEL
10097	58213215214	NZCEDKAZ
10098	58213218917	NZCEDKAZ
10099	58219861971	ZSFEL

10100	58301429361	ZSFEL
10101	58314969831	ZSFEL
10102	58324121968	ZSFEL
10103	58364101948	ZSFEL
10104	58401659471	ZSFEL
10105	58406129878	ZSFEL
10106	58410149861	ZSFEL
10107	58410648949	ZSFEL
10108	58416437981	ZSFEL
10109	58416971928	ZSFEL
10110	584 171916 48	ZPN, T.1
10111	58421068431	ZSFEL
10112	58421444981	NZCEDKAZ
10113	58421631986	ZSFEL
10114	58421639491	ZSFEL
10115	58421721941	ZFEB
10116	58421721948	ZSFEL
10117	58421729401	ZSFEL
10118	58421871947	ZFEB
10119	58427429871	ZSFEL
10120	584291718 94	KNZPFRK, T.1
10121	58431648971	ZSFEL
10122	58431721948	ZKAL

10123	58431728971	ZSFEL
10124	58431851971	ZSFEL
10125	58431989484	KNZPFRK, T.1
10126	58432164879	NZCEDKAZ
10127	58436121849	ZSFEL
10128	58436121978	ZSFEL
10129	58436154859	ZSFEL
10130	58436172849	ZSFEL
10131	58436199481	ZSFEL
10132	58438961971	ZKAL
10133	58442871324	ZPN, T.2
10134	58454219188	NZCEDKAZ
10135	58458131978	NZCEDKAZ
10136	58458851971	KNZPFRK, T.1
10137	58462931874	ZSFEL
10138	58496151638	ZSFEL
10139	58497131964	ZFEB
10140	58514227989	NZCEDKAZ
10141	58514989748	ZSFEL
10142	58516401989	ZSFEL
10143	58516431884	ZSFEL
10144	58564121871	ZSFEL
10145	58564129871	ZSFEL

10146	58564727879	ZSFEL
10147	588 418716 49	ZPN, T.1
10148	588471 98119	ZPN, T.2
10149	58864129874	NZCEDKAZ
10150	58867191814	ZPN, T.1
10151	588914 31914	ZPN, T.1
10152	588961919 61	ZPN, T.1
10153	58901431847	ZSFEL
10154	58904131968	ZSFEL
10155	58906121958	ZSFEL
10156	5891 42194 81	ZPN, T.1
10157	58931381949	ZSFEL
10158	58931428151	MZFWGGISM
10159	58931429868	NZCEDKAZ
10160	589314318 42	ZPN, T.2
10161	58931489471	ZSFEL
10162	58931561978	ZSFEL
10163	58931629871	ZSFEL
10164	58931659871	ZSFEL
10165	58931678971	ZSFEL
10166	58931721849	ZPN, T.2
10167	58931754984	ZSFEL
10168	589 31758174	ZPN, T.2

10169	58931759861	ZPN, T.2
10170	58931861971	MZFWGGISM
10171	58934138971	ZSFEL
10172	58936121879	ZSFEL
10173	58939749859	ZSFEL
10174	589 411 399 01	ZPN, T.1
10175	58941418517	ZFEB
10176	58942131968	ZSFEL
10177	58942131975	ZPN, T.2
10178	589461 718 01	ZPN, T.1
10179	58947121849	ZPN, T.2
10180	58947569418	ZFEB
10181	58948891798	ZPN, T.2
10182	58949121967	ZSFEL
10183	58949129861	NZCEDKAZ
10184	58949131948	ZPN, T.2
10185	58949359871	ZSFEL
10186	589 498 491 98	ZPN, T.2
10187	58960129871	ZSFEL
10188	58961331948	ZPN, T.2
10189	58961431798	ZPN, T.2
10190	58961466848	ZSFEL
10191	58961721984	ZSFEL

10192	58962131859	ZSFEL
10193	58962131979	ZSFEL
10194	58964120871	NZCEDKAZ
10195	58964121971	NZCEDKAZ
10196	58964121978	ZSFEL
10197	58964128971	ZSFEL
10198	58964129871	ZSZEE, T.3
10199	58964129879	ZSFEL
10200	58964137949	ZKAL
10201	58964171981	ZSFEL
10202	58964189871	ZSFEL
10203	58964721981	ZSFEL
10204	58964721984	ZSFEL
10205	58964728971	ZSFEL
10206	58964729871	ZSFEL
10207	58964759831	ZSFEL
10208	58964838991	NZCEDKAZ
10209	589649 31919	ZPN, T.2
10210	58964959431	NZCEDKAZ
10211	58964978948	ZSFEL
10212	58967121849	ZSFEL
10213	58967129848	ZSFEL
10214	58967131874	NZCEDKAZ

10215	58969121738	ZSFEL
10216	58969121974	ZSFEL
10217	58969124978	ZSFEL
10218	58969131894	ZSFEL
10219	58969759861	ZSFEL
10220	58971231947	ZFEB
10221	58974851961	ZSFEL
10222	58974989451	ZSFEL
10223	589761669 31	ZPN, T.1
10224	58979289431	ZFEB
10225	59013864978	ZSFEL
10226	59061731918	ZPN, T.2
10227	59068129871	ZSFEL
10228	59131781949	ZSFEL
10229	59136858470	ZSFEL
10230	59147821901	ZSFEL
10231	591489 718 14	ZPN, T.1
10232	59149851916	ZPN, T.2
10233	591617 88061	ZPN, T.1
10234	59164129178	ZSFEL
10235	59164259871	ZSFEL
10236	59164829171	ZSFEL
10237	59164871898	NZCEDKAZ

10238	59164891749	ZSFEL
10239	59167891481	ZKAL
10240	59171871918	ZPN, T.2
10241	59179831749	ZPN, T.2
10242	591 811 01971	ZPN, T.1
10243	591848 17019	ZPN, T.1
10244	59189171 481	ZPN, T.1
10245	592 541 619 18	ZPN, T.1
10246	59314821867	ZSFEL
10247	59314898471	ZSFEL
10248	59314929871	ZSFEL
10249	59319495681	ZSFEL
10250	59349719864	ZSFEL
10251	59358121849	ZSFEL
10252	59358961971	ZSFEL
10253	59364121879	ZSFEL
10254	59364859471	ZSFEL
10255	59379429871	ZSFEL
10256	59381489641	ZSFEL
10257	59384129871	ZSFEL
10258	59384871961	ZSFEL
10259	59384961728	ZSFEL
10260	59401629471	ZSFEL

10261	59412289931	ZPN, T.2
10262	59418739861	ZFEB
10263	59421849871	ZFEB
10264	59429179861	NZCEDKAZ
10265	59430629751	ZSFEL
10266	59431221901	ZSFEL
10267	59431621978	ZSFEL
10268	59431629481	ZSFEL
10269	59431638917	KNZPFRK, T.1
10270	59431721989	ZPN, T.2
10271	59431729481	ZSFEL
10272	59431729488	ZSFEL
10273	59431749849	ZSFEL
10274	594317 81498	ZPN, T.1
10275	59431781964	ZSFEL
10276	59431839471	ZKAL
10277	59431859871	ZSFEL
10278	59431861749	ZKAL
10279	59432161789	ZPN, T.2
10280	59436121758	ZSFEL
10281	59436121978	ZSFEL
10282	59436121981	ZSFEL
10283	59436189410	ZSFEL

10284	59438139614	ZPN, T.2
10285	59454131981	ZSFEL
10286	59458129471	ZSFEL
10287	594617 21819	ZPN, T.2
10288	59464759891	ZSFEL
10289	59469731851	ZSFEL
10290	59471101892	ZSFEL
10291	59471831984	ZSFEL
10292	59471851968	ZSFEL
10293	594 781219 79	KNZPFRK, T.1
10294	59479158416	ZSFEL
10295	59479181975	ZSFEL
10296	59479689481	ZKAL
10297	59479859784	ZKAL
10298	594817 985 97	ZPN, T.2
10299	59481971964	ZSFEL
10300	594 841 217 81	KNZPFRK, T.1
10301	59484121858	ZSFEL
10302	594 841 21918	ZPN, T.2
10303	59484129871	ZSFEL
10304	59484975164	ZSFEL
10305	59487121648	ZSFEL
10306	59487131964	ZSFEL

10307	59489139471	ZSFEL
10308	59489169471	ZSFEL
10309	59489679861	ZSFEL
10310	59489749188	ZSFEL
10311	59489798911	ZPN, T.2
10312	594 898 917 18	KNZPFRK, T.1
10313	59631721981	ZSFEL
10314	596 714918 41	ZPN, T.1
10315	596 714918 48	ZPN, T.1
10316	59789439168	ZSFEL
10317	59801731949	ZSFEL
10318	598061 71418	ZPN, T.2
10319	598061 718 94	ZPN, T.2
10320	598061 789 12	ZPN, T.1
10321	598064 318 78	ZPN, T.1
10322	598 069 49812	ZPN, T.1
10323	59814931847	ZKAL
10324	59819431961	KNZPFRK, T.1
10325	59819859437	KNZPFRK, T.1
10326	59821479891	ZSFEL
10327	59831421849	ZPN, T.2
10328	59831429867	ZSFEL
10329	59831489947	ZFEB

148

10330	59831731948	ZPN, T.2
10331	59831748981	ZPN, T.2
10332	59831849714	ZFEB
10333	59831951642	ZPN, T.2
10334	59835145857	ZPN, T.2
10335	59836489917	KNZPFRK, T.1
10336	598411 01919	ZPN, T.2
10337	598411 69814	ZPN, T.1
10338	59842189848	ZPN, T.2
10339	59842842917	ZPN, T.2
10340	59845849871	ZSFEL
10341	59847139861	ZPN, T.2
10342	59847189917	ZKAL
10343	59847231949	ZPN, T.2
10344	59848049861	ZSFEL
10345	598 481319 88	ZPN, T.2
10346	598 485 717 89	KNZPFRK, T.1
10347	59848891798	ZPN, T.2
10348	598 49131748	ZPN, T.2
10349	59849131959	ZPN, T.2
10350	598 497488 89	ZPN, T.2
10351	59849759164	ZSFEL
10352	598 497 891 64	KNZPFRK, T.1

10353	**598498719 89**	**KNZPFRK, T.2**
10354	**598 498 79849**	**ZPN, T.2**
10355	**59854131748**	**ZPN, T.2**
10356	**598611 819 48**	**ZPN, T.1**
10357	**59861271984**	**ZSFEL**
10358	**598614319 19**	**ZPN, T.1**
10359	**598614 81931**	**ZPN, T.1**
10360	**59861489871**	**ZSFEL**
10361	**598 614 978 11**	**KNZPFRK, T.1**
10362	**59861721968**	**ZSFEL**
10363	**59861731849**	**ZFEB**
10364	**59861731914**	**ZPN, T.1**
10365	**59861731947**	**ZPN, T.2**
10366	**59861739484**	**ZSFEL**
10367	**598 61971849**	**ZPN, T.2**
10368	**59862481979**	**ZFEB**
10369	**59864121721**	**ZSFEL**
10370	**59864121758**	**ZSFEL**
10371	**59864129400**	**ZSFEL**
10372	**59864129758**	**ZSFEL**
10373	**59864129871**	**ZSFEL**
10374	**59864129874**	**ZSZEE, T.2**
10375	**59864129878**	**ZSFEL**

10376	59864131971	ZFEB
10377	59864131981	ZSFEL
10378	59864137859	ZSFEL
10379	59864159789	ZSFEL
10380	59864178914	ZKAL
10381	598 64189109	KNZPFRK, T.1
10382	598 641 898 18	ZPN, T.2
10383	59864191871	ZSFEL
10384	59864729851	ZSFEL
10385	598 64731984	ZPN, T.2
10386	59864759431	ZSFEL
10387	59864829871	ZSFEL
10388	59864831974	ZSFEL
10389	59864859741	NZCEDKAZ
10390	59864871947	ZPN, T.2
10391	59864878801	NZCEDKAZ
10392	59864971981	ZSFEL
10393	59864979871	NZCEDKAZ
10394	59867126801	ZPN, T.1
10395	59867129451	ZSFEL
10396	59867131919	ZPN, T.1
10397	59867131942	ZPN, T.2
10398	59867139874	ZPN, T.2

10399	59867181948	ZPN, T.1
10400	59868121974	ZSFEL
10401	59868121978	ZSFEL
10402	59868129871	ZSFEL
10403	598 688 716 01	ZPN, T.1
10404	59869131949	ZSFEL
10405	59869179841	ZSFEL
10406	59869179848	NZCEDKAZ
10407	59869731984	ZSFEL
10408	59869759721	ZSFEL
10409	59871229431	KNZPFRK, T.1
10410	59871249821	ZFEB
10411	59871261481	ZPN, T.2
10412	59871329864	ZSFEL
10413	598 713948 21	KNZPFRK, T.1
10414	59871431841	ZFEB
10415	598714 888 91	ZPN, T.1
10416	59871489851	ZFEB
10417	598 71631 214	ZPN, T.1
10418	59871631919	ZPN, T.2
10419	598 716 31944	ZPN, T.1
10420	59871639816	ZPN, T.1
10421	59871798139	ZPN, T.1

10422	598718 49871	ZPN, T.2
10423	59872149874	ZFEB
10424	59872151964	ZFEB
10425	59873131964	ZSFEL
10426	59873189849	ZPN, T.2
10427	59874121801	NZCEDKAZ
10428	59874121984	ZSFEL
10429	59874129864	ZSFEL
10430	59874129871	ZSFEL
10431	59874584967	ZSFEL
10432	59874851961	ZSFEL
10433	59874951961	ZSFEL
10434	59874959781	NZCEDKAZ
10435	5987610 8912	ZPN, T.1
10436	598764 019 82	ZPN, T.1
10437	598 784 319 68	ZPN, T.1
10438	59879481978	ZFEB
10439	59879814951	ZPN, T.2
10440	59881919 711	ZPN, T.1
10441	598 841319 82	ZPN, T.2
10442	59889467491	ZPN, T.2
10443	599 061891 67	ZPN, T.1
10444	59917518514	ZPN, T.2

10445	60125419864	ZSFEL
10446	60149121978	ZSFEL
10447	60149539871	ZSFEL
10448	60159430171	ZSFEL
10449	60451231978	ZSFEL
10450	60454121871	ZSFEL
10451	60459839871	ZSFEL
10452	60489150971	ZSFEL
10453	60490850481	ZSFEL
10454	60840920961	ZSFEL
10455	60849129871	ZSFEL
10456	60849529871	ZSFEL
10457	60849851908	ZSFEL
10458	60854319874	ZSFEL
10459	60854830481	ZSFEL
10460	61044450878	ZSFEL
10461	61050498916	ZSFEL
10462	61214954718	ZFEB
10463	061281298748	KAZFWOK
10464	61354849721	ZSFEL
10465	61354921968	ZSFEL
10466	61354989547	ZSFEL
10467	61354989871	ZSFEL

10468	61358971348	**ZSFEL**
10469	61384121968	**ZSFEL**
10470	61389421348	**ZSFEL**
10471	61401568148	**ZFEB**
10472	61421421871	**NZCEDKAZ**
10473	61421721854	**ZFEB**
10474	61421721871	**NZCEDKAZ**
10475	61421751981	**NZCEDKAZ**
10476	61421851841	**ZPN, T.2**
10477	61421851961	**ZFEB**
10478	61431281971	**KNZPFRK, T.1**
10479	61431281989	**ZFEB**
10480	61431721948	**ZSFEL**
10481	61431781941	**ZFEB**
10482	61431851971	**ZFEB**
10483	61453721874	**ZSFEL**
10484	614 718219 71	**KNZPFRK, T.1**
10485	614 718917 81	**KNZPFRK, T.1**
10486	61481481247	**ZFEB**
10487	61481571841	**ZSFEL**
10488	61481721954	**ZFEB**
10489	61483151978	**ZSFEL**
10490	61484121931	**ZSFEL**

10491	61485128958	ZSFEL
10492	61485139869	ZSFEL
10493	61485429137	KNZPFRK, T.1
10494	614 88 91 9817	ZPN, T.1
10495	61489231857	ZFEB
10496	615 019493 41	KNZPFRK, T.1
10497	61531721841	ZSFEL
10498	61721421861	NZCEDKAZ
10499	61721451728	ZFEB
10500	61731849871	ZSFEL
10501	61734121984	ZSFEL
10502	61738421959	ZSFEL
10503	61817219489	ZSFEL
10504	61821331941	ZFEB
10505	61831421801	NZCEDKAZ
10506	61831721949	ZSFEL
10507	61831749803	ZSFEL
10508	61831751941	KNZPFRK, T.1
10509	61831971851	NZCEDKAZ
10510	61835481871	ZSFEL
10511	61837121974	ZSFEL
10512	61849121871	NZCEDKAZ
10513	61849129748	NZCEDKAZ

10514	61851731947	ZFEB
10515	61851931941	KNZPFRK, T.1
10516	61853121978	NZCEDKAZ
10517	61854821871	NZCEDKAZ
10518	61857141989	ZFEB
10519	61858561949	ZSFEL
10520	61870184281	MZFWGGISM
10521	61871421842	ZSFEL
10522	61871421847	ZFEB
10523	61871421851	ZSFEL
10524	61871421894	ZSFEL
10525	61871421948	NZCEDKAZ
10526	61871421974	NZCEDKAZ
10527	61871421981	NZCEDKAZ
10528	61874851964	MZFWGGISM
10529	61901259431	ZSFEL
10530	619317219 71	KNZPFRK, T.1
10531	61931751428	ZSFEL
10532	61931781438	ZSFEL
10533	61931781949	ZFEB
10534	61931851964	ZFEB
10535	61931851968	ZSFEL
10536	619318519 71	KNZPFRK, T.1

10537	61931981947	ZFEB
10538	61937421871	NZCEDKAZ
10539	61937481959	ZSFEL
10540	61938159864	ZSFEL
10541	61949831947	ZFEB
10542	61951421871	NZCEDKAZ
10543	61968120848	ZSFEL
10544	61971231948	ZFEB
10545	61971231949	ZFEB
10546	61971251949	ZFEB
10547	61971281914	ZFEB
10548	61971381948	ZFEB
10549	61971381949	ZSFEL
10550	619 71421841	ZFEB
10551	61971421981	NZCEDKAZ
10552	619 71481851	ZFEB
10553	61971549871	ZFEB
10554	61971851971	ZSFEL
10555	61971854981	NZCEDKAZ
10556	61973854958	ZSFEL
10557	61974831981	ZSFEL
10558	61974851971	ZSFEL
10559	61984121978	NZCEDKAZ

10560	61 988 184 161	ZPN, T.2
10561	61989351964	ZSFEL
10562	61 9898 18 487	ZPN, T.2
10563	62101926971	ZSFEL
10564	62124928468	ZSFEL
10565	62131654891	ZSFEL
10566	62131729878	ZSFEL
10567	62131854981	ZSFEL
10568	62131954981	ZSFEL
10569	62131981961	ZSFEL
10570	62138454919	ZSFEL
10571	62138462857	ZSFEL
10572	62139401848	ZSFEL
10573	62139421751	ZSFEL
10574	62139421871	ZSFEL
10575	62139879871	ZSFEL
10576	62149751981	ZSFEL
10577	62149759868	ZSFEL
10578	62149872189	ZSFEL
10579	62154121728	ZSFEL
10580	62314721849	ZSFEL
10581	62314829464	ZSFEL
10582	62314921874	ZSFEL

10583	62314928967	ZSFEL
10584	62314989879	ZSFEL
10585	62349751931	ZSFEL
10586	62354989161	ZSFEL
10587	62384974981	ZSFEL
10588	62419736984	ZSFEL
10589	62432171968	ZSFEL
10590	62437121849	ZSFEL
10591	62451721978	ZSFEL
10592	62459121864	ZSFEL
10593	62459748917	ZSFEL
10594	62481549861	ZSFEL
10595	62831420687	ZSFEL
10596	62831421004	ZSFEL
10597	62831421971	ZSFEL
10598	62831721749	ZSFEL
10599	62831721948	ZSFEL
10600	62831721981	ZSFEL
10601	62831724984	ZSFEL
10602	62831729879	ZSFEL
10603	62831749829	ZSFEL
10604	62831751941	ZSFEL
10605	62834145879	ZSFEL

10606	62834148912	**ZSFEL**
10607	62834159871	**ZSFEL**
10608	62836121978	**ZSFEL**
10609	62837124971	**ZSFEL**
10610	62837489468	**ZSFEL**
10611	62839149871	**ZSFEL**
10612	62842131981	**ZSFEL**
10613	62847351421	**ZSFEL**
10614	62849129849	**ZSFEL**
10615	62849184731	**ZSFEL**
10616	62851381961	**ZSFEL**
10617	62854121967	**ZSFEL**
10618	62854129878	**ZSFEL**
10619	62854131749	**ZSFEL**
10620	62871381471	**ZSFEL**
10621	62871432841	**ZSFEL**
10622	62873849861	**ZSFEL**
10623	62937124984	**ZSFEL**
10624	63128389485	**ZSFEL**
10625	63149859164	**ZSFEL**
10626	63158431847	**ZSFEL**
10627	63183121971	**NZCEDKAZ**
10628	63185401983	**ZSFEL**

10629	63814584971	ZSFEL
10630	63849121758	ZSFEL
10631	63851421871	ZSFEL
10632	63854121971	ZSFEL
10633	63854721949	ZSFEL
10634	63854926714	ZSFEL
10635	63854973871	ZSFEL
10636	63874121858	ZSFEL
10637	63875189861	ZSFEL
10638	63906166819	ZSFEL
10639	63954121979	ZSFEL
10640	63954831979	ZSFEL
10641	63984121968	ZSFEL
10642	64014920184	ZSFEL
10643	064 018 549 898	WMMDKZ, T.2
10644	64058931721	ZSFEL
10645	64101054891	ZSFEL
10646	641015 21948	KNZPFRK, T.1
10647	64101729851	ZSFEL
10648	64121451981	KNZPFRK, T.1
10649	64121489871	ZFEB
10650	64121721871	ZSFEL
10651	64121831748	ZSFEL

10652	64121921871	ZSFEL
10653	64123971981	ZSFEL
10654	64124829871	ZSFEL
10655	64128937938	ZSFEL
10656	64129129871	ZSFEL
10657	64129431978	ZSFEL
10658	64129431981	ZSFEL
10659	64129484757	ZSFEL
10660	64129854128	ZSFEL
10661	64129879881	ZSFEL
10662	641317 21847	KNZPFRK, T.1
10663	64150106901	NZCEDKAZ
10664	64151839871	ZSFEL
10665	64159431981	ZSFEL
10666	64185400108	ZSFEL
10667	064201298648	KAZFWOK
10668	64213401648	ZSFEL
10669	64217498421	ZSFEL
10670	064294298749	KAZFWOLTUG
10671	064298594781	KAZFWOK
10672	64319014089	ZSFEL
10673	64351831978	KNZPFRK, T.1
10674	64389489729	ZSFEL

10675	064501290894	**KAZFWOLTUG**
10676	064501298641	**KAZFWOLTUG**
10677	064 541 218 317	**WMMDKZ, T.2**
10678	64584121978	**ZSFEL**
10679	64719421981	**ZSFEL**
10680	647 19481971	**KNZPFRK, T.1**
10681	64721831941	**ZSFEL**
10682	64727549731	**ZSFEL**
10683	64731854891	**ZSFEL**
10684	64751831694	**ZSFEL**
10685	64753121864	**ZSFEL**
10686	64754821984	**ZSFEL**
10687	64754831964	**ZSFEL**
10688	64754856871	**ZSFEL**
10689	64754981974	**ZSFEL**
10690	64784584871	**ZSFEL**
10691	64819421989	**ZSFEL**
10692	648 19871947	**KNZPFRK, T.1**
10693	64821749879	**ZFEB**
10694	64829723849	**ZSFEL**
10695	64831451981	**KNZPFRK, T.1**
10696	64831484971	**NZCEDKAZ**
10697	64831721948	**KNZPFRK, T.1**

10698	64831724836	**ZSFEL**
10699	64831751948	**ZSFEL**
10700	64831951981	**ZSFEL**
10701	64836121978	**ZSFEL**
10702	64839121871	**MZFWGGISM**
10703	64839874981	**KNZPFRK, T.1**
10704	64848171842	**ZFEB**
10705	064851298741	**KAZFWOK**
10706	64851331849	**ZFEB**
10707	64851389431	**KNZPFRK, T.1**
10708	64851721949	**ZSFEL**
10709	64851721981	**ZFEB**
10710	64851731849	**ZFEB**
10711	64851731941	**ZFEB**
10712	64851871949	**ZSFEL**
10713	64854100008	**ZSFEL**
10714	64854121898	**NZCEDKAZ**
10715	64854124871	**NZCEDKAZ**
10716	64854131949	**ZSFEL**
10717	064854298741	**KAZFWOLTUG**
10718	64854958964	**ZSFEL**
10719	64854964719	**NZCEDKAZ**
10720	64854974961	**NZCEDKAZ**

10721	64854979871	ZSFEL
10722	64859172861	ZFEB
10723	64871281948	KNZPFRK, T.1
10724	648 713219 49	KNZPFRK, T.1
10725	64871401589	NZCEDKAZ
10726	64871421894	ZSFEL
10727	64871589879	ZSFEL
10728	64871781949	ZKAL
10729	64871821894	ZSFEL
10730	64871901984	NZCEDKAZ
10731	648 71914218	KNZPFRK, T.1
10732	64873121849	ZSFEL
10733	64873129894	ZSFEL
10734	64874121861	NZCEDKAZ
10735	64874121981	NZCEDKAZ
10736	64874124891	NZCEDKAZ
10737	64874129858	ZSFEL
10738	64874129871	NZCEDKAZ
10739	64874921871	NZCEDKAZ
10740	648 749218 84	KNZPFRK, T.1
10741	64874921968	ZSFEL
10742	64878121961	ZSFEL
10743	648 794 714 89	KNZPFRK, T.1

10744	6489416 8918	ZPN, T.2
10745	064898519891	KAZFWOK
10746	64914871961	ZFEB
10747	64917489691	ZSFEL
10748	64936821984	ZSFEL
10749	64936859748	ZSFEL
10750	64937181841	ZSFEL
10751	64937189417	ZKAL
10752	64937481958	ZSFEL
10753	64939189471	ZSFEL
10754	64951381968	KNZPFRK, T.1
10755	649514894 91	KNZPFRK, T.1
10756	64953121949	ZSFEL
10757	64953129871	ZSFEL
10758	64954121981	NZCEDKAZ
10759	64954124971	NZCEDKAZ
10760	649712 21847	KNZPFRK, T.1
10761	64971329873	ZSFEL
10762	64971351968	ZSFEL
10763	64971381973	KNZPFRK, T.1
10764	64971429871	ZSFEL
10765	64971521958	ZSFEL
10766	64971568974	ZSFEL

10767	64971821941	**KNZPFRK, T.1**
10768	64971831961	**NZCEDKAZ**
10769	64971851807	**NZCEDKAZ**
10770	64971851961	**ZSFEL**
10771	64971858131	**ZSFEL**
10772	64972189487	**ZSFEL**
10773	64973121878	**ZSFEL**
10774	649 731298 71	**KNZPFRK, T.1**
10775	64973849851	**ZSFEL**
10776	64974101694	**ZSFEL**
10777	64974121861	**NZCEDKAZ**
10778	64974121981	**NZCEDKAZ**
10779	64974121984	**ZSFEL**
10780	64974124851	**NZCEDKAZ**
10781	64974129859	**ZSFEL**
10782	64974184971	**NZCEDKAZ**
10783	649 742814 41	**KNZPFRK, T.1**
10784	64974859861	**ZSFEL**
10785	64974989471	**NZCEDKAZ**
10786	64975131874	**NZCEDKAZ**
10787	64975189489	**ZSFEL**
10788	64975189948	**ZSFEL**
10789	64975489461	**ZSFEL**

10790	64978121978	ZSFEL
10791	64978121981	ZSFEL
10792	064981298781	KAZFWOK
10793	64981351471	KNZPFRK, T.1
10794	649 81 91 2 1 94	KNZPFRK, T.1
10795	64984151906	ZSFEL
10796	64985131848	ZSFEL
10797	649 914219 71	KNZPFRK, T.1
10798	65131854871	ZSFEL
10799	65149639884	ZSFEL
10800	65149721981	ZSFEL
10801	65436129879	ZSFEL
10802	65437891498	ZSFEL
10803	65489471846	ZSFEL
10804	65874929874	ZSFEL
10805	66863129871	ZSFEL
10806	67121851941	ZSFEL
10807	67121891864	ZSFEL
10808	67184131948	KNZPFRK, T.1
10809	067 214 327 224	WMMDKZ, T.1
10810	67484124891	NZCEDKAZ
10811	67854649129	ZSFEL
10812	67951781949	ZSFEL

10813	68014938429	ZSFEL
10814	68049350648	ZSFEL
10815	68054929071	ZSFEL
10816	68129839878	ZSFEL
10817	68131421861	ZSFEL
10818	68131453869	ZSFEL
10819	68131721948	ZSFEL
10820	68131721964	ZSFEL
10821	68131938414	KNZPFRK, T.1
10822	68131954971	NZCEDKAZ
10823	68139689871	ZSFEL
10824	68149721868	ZSFEL
10825	068318519741	KAZFWOH
10826	68319421971	ZSFEL
10827	68319459871	ZSFEL
10828	68374989371	ZSFEL
10829	68389451871	ZSFEL
10830	68412151978	ZSFEL
10831	68416788841	ZSFEL
10832	684 27128148	KNZPFRK, T.1
10833	68427139617	ZSFEL
10834	68431451962	ZSFEL
10835	68431721974	ZSFEL

10836	68431898471	**ZSFEL**
10837	68434951748	**ZSFEL**
10838	68437121978	**ZSFEL**
10839	68437129481	**ZSFEL**
10840	68451351481	**KNZPFRK, T.1**
10841	684 713894 71	**KNZPFRK, T.1**
10842	68514931841	**ZSFEL**
10843	68519421971	**ZSFEL**
10844	068531298741	**KAZFWOK**
10845	68531954851	**KNZPFRK, T.1**
10846	68534989819	**ZSFEL**
10847	68537438464	**ZSFEL**
10848	068541298741	**KAZFWOLTUG**
10849	068741298748	**KAZFWOK**
10850	68914729868	**ZSFEL**
10851	68931451967	**KNZPFRK, T.1**
10852	68934121871	**NZCEDKAZ**
10853	68936121978	**NZCEDKAZ**
10854	68937121964	**ZSFEL**
10855	68937121981	**NZCEDKAZ**
10856	68938151861	**MZFWGGISM**
10857	68939758948	**NZCEDKAZ**
10858	68939854971	**ZSFEL**

10859	68947121871	NZCEDKAZ
10860	68947129891	NZCEDKAZ
10861	68948129871	NZCEDKAZ
10862	68949189488	ZSFEL
10863	68954971729	ZSFEL
10864	68959351381	KNZPFRK, T.1
10865	68971421989	ZSFEL
10866	68974121984	ZSFEL
10867	68974129871	NZCEDKAZ
10868	68974129891	NZCEDKAZ
10869	68974859864	ZSFEL
10870	68974921989	NZCEDKAZ
10871	68975131964	ZSFEL
10872	68975132968	ZSFEL
10873	69010429878	ZSFEL
10874	69131728947	KNZPFRK, T.1
10875	69131851978	ZSFEL
10876	69131859871	ZSFEL
10877	69139459181	ZSFEL
10878	69149751848	ZSFEL
10879	69149859411	KNZPFRK, T.1
10880	69154829871	ZSFEL
10881	69180429871	ZSFEL

10882	69219421898	ZSFEL
10883	69236893174	ZSFEL
10884	069271598491	KAZFWOK
10885	069291298741	KAZFWOK
10886	69309429378	ZSFEL
10887	69314971981	ZSFEL
10888	69318421971	ZSFEL
10889	69318459361	ZSFEL
10890	69351421978	ZSFEL
10891	69351429378	ZSFEL
10892	69353879871	ZSFEL
10893	69354121849	ZSFEL
10894	69354121871	NZCEDKAZ
10895	69354821871	NZCEDKAZ
10896	69354851381	ZSFEL
10897	69354854971	ZSFEL
10898	69354989171	ZSFEL
10899	69354989461	ZSFEL
10900	69374184871	ZSFEL
10901	69374854961	ZSFEL
10902	69384121971	ZSFEL
10903	69384121974	ZSFEL
10904	69384129378	ZSFEL

10905	69384129451	ZSFEL
10906	69384951978	ZSFEL
10907	69401659481	ZSFEL
10908	69406879891	ZSFEL
10909	69409121968	ZSFEL
10910	69419751989	ZSFEL
10911	69428127851	ZSFEL
10912	69430169871	ZSFEL
10913	69431659871	ZSFEL
10914	69431721849	ZSFEL
10915	69431721874	ZSFEL
10916	69431721947	KNZPFRK, T.1
10917	69431721981	ZSFEL
10918	69431751947	ZFEB
10919	69436129489	ZSFEL
10920	69436129871	NZCEDKAZ
10921	69436189871	ZSFEL
10922	69437821989	ZSFEL
10923	69437864891	ZSFEL
10924	69439129471	ZSFEL
10925	69439859471	ZSFEL
10926	69451729489	ZSFEL
10927	69451729851	ZSFEL

10928	69451831978	**KNZPFRK, T.1**
10929	69459167149	**ZSFEL**
10930	69471321978	**ZSFEL**
10931	694 713 813 41	**KNZPFRK, T.1**
10932	69471829481	**NZCEDKAZ**
10933	69483121989	**ZSFEL**
10934	69484129871	**ZSFEL**
10935	69571421648	**ZSFEL**
10936	69589451971	**ZSFEL**
10937	69713859456	**ZSFEL**
10938	69719459758	**ZSFEL**
10939	69754129781	**NZCEDKAZ**
10940	69754821971	**ZSFEL**
10941	69754829871	**ZSFEL**
10942	69754931689	**ZSFEL**
10943	69754989741	**ZSFEL**
10944	69758979867	**ZSFEL**
10945	69831421947	**ZFEB**
10946	69831459878	**ZFEB**
10947	69831721458	**KNZPFRK, T.1**
10948	69831721841	**ZFEB**
10949	69831721941	**ZFEB**
10950	69831729851	**ZFEB**

10951	69831729874	ZSFEL
10952	69831757489	ZFEB
10953	69831821971	ZFEB
10954	69831971871	ZFEB
10955	69832471948	ZSFEL
10956	69834129871	NZCEDKAZ
10957	69839121981	NZCEDKAZ
10958	69849131971	ZFEB
10959	069849509741	KAZFWOK
10960	69849871949	ZFEB
10961	698514319 81	KNZPFRK, T.1
10962	69851671848	ZFEB
10963	69853121861	ZSFEL
10964	69853121978	ZSFEL
10965	69853126841	ZSFEL
10966	69853194861	ZSFEL
10967	69853981961	ZSFEL
10968	69854101989	NZCEDKAZ
10969	69854129171	ZSFEL
10970	69854129871	NZCEDKAZ
10971	69854129878	ZSFEL
10972	69858121974	ZSFEL
10973	69858439871	ZSFEL

10974	69871231941	**ZFEB**
10975	69871231947	**ZFEB**
10976	69871321961	**ZSFEL**
10977	69871321981	**ZSFEL**
10978	698713 81947	**KNZPFRK, T.1**
10979	69871381954	**ZSFEL**
10980	69871429849	**ZSFEL**
10981	69871429871	**ZSFEL**
10982	698 71489851	**ZFEB**
10983	69871751964	**ZSFEL**
10984	69871851964	**NZCEDKAZ**
10985	69872189851	**ZKAL**
10986	69873129864	**ZSFEL**
10987	69874128901	**ZSFEL**
10988	69874129439	**ZSFEL**
10989	69874129871	**NZCEDKAZ**
10990	69874129891	**NZCEDKAZ**
10991	69874149817	**ZFEB**
10992	69874159864	**ZSFEL**
10993	69874181947	**ZSFEL**
10994	69874851961	**ZSFEL**
10995	69874851981	**ZSFEL**
10996	69874859481	**ZSFEL**

10997	69874921894	**ZSFEL**
10998	69875389871	**ZSFEL**
10999	69879498138	**ZSFEL**
11000	69891421947	**ZFEB**
11001	70149850164	**ZSFEL**
11002	70939759861	**ZSFEL**
11003	712 641 21918	**ZPN, T.2**
11004	071 319498 489	**ZPN, T.1**
11005	71384951639	**ZSFEL**
11006	71421631841	**ZKAL**
11007	71421728964	**ZSFEL**
11008	71431651481	**ZFEB**
11009	71485168947	**ZSFEL**
11010	71539754864	**ZSFEL**
11011	716 319 81 88 9	**ZPN, T.1**
11012	718 419 47148	**ZFEB**
11013	71849121749	**ZSFEL**
11014	71849121964	**NZCEDKAZ**
11015	71849851971	**ZFEB**
11016	71851781914	**ZFEB**
11017	71854121871	**NZCEDKAZ**
11018	71861721978	**NZCEDKAZ**
11019	718 697 979 88	**ZPN, T.2**

11020	71879131841	NZCEDKAZ
11021	71931851481	ZFEB
11022	71939864871	ZKAL
11023	71948919814	ZFEB
11024	71948951964	ZFEB
11025	719 61231981	ZPN, T.2
11026	71964851978	ZFEB
11027	71971848947	ZFEB
11028	71974131981	ZFEB
11029	71984921851	ZSFEL
11030	72159871968	ZSFEL
11031	72434189461	ZSFEL
11032	72831421961	ZSFEL
11033	72834129871	ZSFEL
11034	72847124869	ZSFEL
11035	72849631871	ZSFEL
11036	72854964819	ZSFEL
11037	728 641 49848	ZFEB
11038	72874129861	ZSFEL
11039	73849121678	ZSFEL
11040	73964121984	ZSFEL
11041	73964154971	ZSFEL
11042	73984121947	ZSFEL

11043	74136859124	ZSFEL
11044	074 216 519 421	WMMDKZ, T.1
11045	74854121878	NZCEDKAZ
11046	74854132841	ZKAL
11047	74931721978	ZFEB
11048	74951721971	ZSFEL
11049	74984121989	ZSFEL
11050	75432189854	ZSFEL
11051	75436121984	ZSFEL
11052	75964121984	ZSFEL
11053	78174989161	ZSFEL
11054	78421964817	ZSFEL
11055	78439659878	ZSFEL
11056	078548698741	KAZFWOLTUG
11057	78 894119 148	ZPN, T.1
11058	789 041 918 19	ZPN, T.2
11059	790681 799 19	ZPN, T.2
11060	79481329421	ZSFEL
11061	798041989 12	ZPN, T.2
11062	79854129649	ZSFEL
11063	79861389894	ZSFEL
11064	79864101684	ZKAL
11065	798 713219 84	KNZPFRK, T.1

11066	79881 9 848 12	ZPN, T.1
11067	79906149851	NZCEDKAZ
11068	80151739 319	ZPN, T.1
11069	80159420164	ZSFEL
11070	80164921851	ZSFEL
11071	80421960129	ZSFEL
11072	80454820471	ZSFEL
11073	8061 319 48 91	ZPN, T.1
11074	80719 418 121	ZPN, T.1
11075	80840120861	ZSFEL
11076	80849121978	ZSFEL
11077	80860149881	ZSFEL
11078	80864856401	ZSFEL
11079	80888848998	ZSFEL
11080	80960129981	ZSFEL
11081	81049131904	ZSFEL
11082	81049631874	NZCEDKAZ
11083	081294608781	KAZFWOK
11084	81348121898	NZCEDKAZ
11085	81348121971	ZSFEL
11086	81349861871	ZSFEL
11087	81354931971	ZSFEL
11088	81384154961	NZCEDKAZ

11089	81384974168	ZSFEL
11090	81421091429	ZPN, T.2
11091	81421348967	NZCEDKAZ
11092	81421435617	SIS
11093	81421721841	NZCEDKAZ
11094	81421721849	NZCEDKAZ
11095	81421721891	NZCEDKAZ
11096	81421721981	NZCEDKAZ
11097	81421771847	KNZPFRK, T.1
11098	81421789457	KNZPFRK, T.1
11099	81421821781	NZCEDKAZ
11100	81421831961	NZCEDKAZ
11101	81431421871	NZCEDKAZ
11102	81431641891	NZCEDKAZ
11103	81431689549	ZSFEL
11104	81431821971	NZCEDKAZ
11105	81454519489	KNZPFRK, T.1
11106	81518432189	NZCEDKAZ
11107	81518432191	NZCEDKAZ
11108	81549871961	ZSFEL
11109	81649831974	ZSFEL
11110	81749121864	KNZPFRK, T.1
11111	81849131942	ZPN, T.2

11112	81849149487	ZPN, T.2
11113	81881849818	NZCEDKAZ
11114	81906431901	ZKAL
11115	81921749818	ZPN, T.2
11116	81931721848	NZCEDKAZ
11117	81931721947	KNZPFRK, T.1
11118	819 317 918 14	ZPN, T.1
11119	819 319 06018	ZPN, T.1
11120	81939861971	ZSFEL
11121	819413 49851	ZPN, T.2
11122	819 417 319 14	ZPN, T.1
11123	81941841971	NZCEDKAZ
11124	81941851961	ZSFEL
11125	81947148851	ZFEB
11126	81949121748	NZCEDKAZ
11127	81949161878	NZCEDKAZ
11128	81949171689	NZCEDKAZ
11129	819 498 21931	ZPN, T.2
11130	81951331964	MZFWGGISM
11131	81964121871	ZSFEL
11132	81964121971	ZSFEL
11133	81964121978	NZCEDKAZ
11134	81964721989	ZSFEL

11135	81964723918	ZSFEL
11136	81964821971	ZSFEL
11137	81968121989	ZSFEL
11138	819 71249141	ZFEB
11139	81971298749	ZFEB
11140	81971488 481	ZFEB
11141	81971854961	ZFEB
11142	81972489471	ZFEB
11143	819 91 918491	ZPN, T.2
11144	82447654968	ZSFEL
11145	82947149861	ZSFEL
11146	83121951964	ZSFEL
11147	83131480161	ZSFEL
11148	83138654974	ZSFEL
11149	83142869721	ZSFEL
11150	83146851978	ZSFEL
11151	83149159684	ZSFEL
11152	83149600648	ZSFEL
11153	83154129706	ZSFEL
11154	83154851961	ZSFEL
11155	83163949873	ZSFEL
11156	83164129754	ZSFEL
11157	83164971984	ZSFEL

11158	83431851968	ZSFEL
11159	83450121964	ZSFEL
11160	83451849871	ZSFEL
11161	83571429481	ZSFEL
11162	83710851961	ZSFEL
11163	83854728961	ZSFEL
11164	83959421971	ZSFEL
11165	83964721851	NZCEDKAZ
11166	83964871941	ZSFEL
11167	83964879871	ZSFEL
11168	83971349871	NZCEDKAZ
11169	83974189838	ZSFEL
11170	83979569781	ZSFEL
11171	84010620971	ZSFEL
11172	84101651748	ZSFEL
11173	84121811841	NZCEDKAZ
11174	84131751928	ZSFEL
11175	84164939758	ZSFEL
11176	084291274781	KAZFWOK
11177	84368914218	ZSFEL
11178	84514921986	ZSFEL
11179	84531589461	ZSFEL
11180	84531971846	ZSFEL

11181	84546131864	ZSFEL
11182	084549298641	KAZFWOLTUG
11183	84564971989	NZCEDKAZ
11184	84753164891	ZSFEL
11185	84754124961	NZCEDKAZ
11186	84754861971	ZSFEL
11187	84817218941	ZSFEL
11188	84831729861	ZSFEL
11189	84836121958	ZSFEL
11190	84849121961	NZCEDKAZ
11191	84854121764	NZCEDKAZ
11192	84854389751	ZSFEL
11193	84854926175	ZSFEL
11194	84906129871	ZSFEL
11195	84931689731	ZSFEL
11196	84936121748	NZCEDKAZ
11197	84936154871	ZSFEL
11198	84936871981	ZSFEL
11199	84937121984	NZCEDKAZ
11200	84937921948	ZSFEL
11201	84938164971	ZSFEL
11202	84940129851	NZCEDKAZ
11203	84946121908	ZSFEL

11204	84951721961	ZSFEL
11205	84951751849	ZFEB
11206	84954121971	ZSFEL
11207	84954124971	NZCEDKAZ
11208	84954864971	ZSFEL
11209	84961751971	ZSFEL
11210	84961971981	ZSFEL
11211	84964121847	ZSFEL
11212	84964121978	ZSFEL
11213	84964129789	ZSFEL
11214	84964129871	ZSFEL
11215	84964831978	ZSFEL
11216	84968131978	NZCEDKAZ
11217	84971261749	NZCEDKAZ
11218	84974121861	NZCEDKAZ
11219	84974121918	ZSFEL
11220	84974121981	NZCEDKAZ
11221	84975139861	ZSFEL
11222	84975149861	ZSFEL
11223	84978139861	ZSFEL
11224	85012645871	ZSFEL
11225	85064121771	ZSFEL
11226	85064359878	ZSFEL

11227	85131721948	**ZSFEL**
11228	85139789461	**ZSFEL**
11229	85161789164	**ZSFEL**
11230	85164971961	**ZSFEL**
11231	85169789421	**ZSFEL**
11232	85301421401	**ZSFEL**
11233	85310649874	**ZSFEL**
11234	85314821964	**ZSFEL**
11235	85314849758	**ZSFEL**
11236	85319428478	**ZSFEL**
11237	85349721949	**ZSFEL**
11238	85349861721	**NZCEDKAZ**
11239	85363489738	**ZSFEL**
11240	85364175891	**ZSFEL**
11241	85364789871	**ZSFEL**
11242	85364879381	**ZSFEL**
11243	85364931728	**NZCEDKAZ**
11244	85371649873	**ZSFEL**
11245	85401642868	**ZSFEL**
11246	85417351968	**ZSFEL**
11247	85421801961	**NZCEDKAZ**
11248	85421829478	**ZSFEL**
11249	854 219 488 19	**ZPN, T.2**

11250	85431641878	**NZCEDKAZ**
11251	85436121858	**ZSFEL**
11252	85436121874	**ZSFEL**
11253	85436129871	**ZSFEL**
11254	85436894871	**ZSFEL**
11255	854371 219 49	**KNZPFRK, T.1**
11256	85439164871	**ZSFEL**
11257	85439679817	**ZPN, T.2**
11258	85454958964	**ZSFEL**
11259	85461721948	**ZSFEL**
11260	85464729481	**ZSFEL**
11261	85464831971	**ZSFEL**
11262	85468131978	**ZSFEL**
11263	85473867841	**ZSFEL**
11264	85485149871	**NZCEDKAZ**
11265	85614931787	**ZSFEL**
11266	85618351481	**ZSFEL**
11267	85649721878	**ZSFEL**
11268	85649721948	**ZSFEL**
11269	85664121879	**ZSFEL**
11270	85712926871	**ZSFEL**
11271	85731489861	**ZSFEL**
11272	85749869758	**ZSFEL**

11273	85864731961	**ZSFEL**
11274	85869139758	**ZSFEL**
11275	85901669871	**ZSFEL**
11276	85931721968	**ZSFEL**
11277	85931749861	**ZSFEL**
11278	85936121971	**ZSFEL**
11279	85936949871	**MZFWGGISM**
11280	85960129849	**ZSFEL**
11281	85964121978	**ZSFEL**
11282	85964121989	**ZSFEL**
11283	85964171849	**ZSFEL**
11284	85964879841	**ZSFEL**
11285	85967129851	**ZSFEL**
11286	85968121974	**ZSFEL**
11287	85968129748	**ZSFEL**
11288	85974964801	**ZSFEL**
11289	86478194891	**NZCEDKAZ**
11290	86874851961	**ZSFEL**
11291	88010420908	**ZSFEL**
11292	88401621978	**ZSFEL**
11293	889 317 48678	**ZPN, T.1**
11294	89064821949	**ZSFEL**
11295	89064921078	**ZSFEL**

11296	891001 89819	ZPN, T.1
11297	89101498 019	ZKAL
11298	89101650955	ZSFEL
11299	8911 42194 81	ZPN, T.1
11300	89121631849	NZCEDKAZ
11301	89131421987	NZCEDKAZ
11302	89131489547	KNZPFRK, T.1
11303	891488 916 71	ZPN, T.1
11304	8914 9085914	KNZPFRK, T.1
11305	89149121871	NZCEDKAZ
11306	891 497319 64	KNZPFRK, T.1
11307	891 498371 64	KNZPFRK, T.1
11308	89159431961	ZSFEL
11309	89161731814	ZPN, T.1
11310	891617 318 41	ZPN, T.2
11311	891 618 017 21	ZPN, T.1
11312	891 618 718 14	ZPN, T.1
11313	89164121981	ZSFEL
11314	89164851871	ZSFEL
11315	89169721984	ZSFEL
11316	89174851421	ZSFEL
11317	89179855819	ZPN, T.2
11318	89301421982	ZSFEL

11319	89301626871	ZSFEL
11320	89314829871	NZCEDKAZ
11321	89314985967	ZSFEL
11322	89315189461	ZSFEL
11323	89316749851	ZSFEL
11324	89317821941	KNZPFRK, T.1
11325	89349129871	ZSFEL
11326	89349879861	ZSFEL
11327	89353149871	NZCEDKAZ
11328	89353961971	ZSFEL
11329	89354121978	ZSFEL
11330	89354610678	NZCEDKAZ
11331	89354871861	ZSFEL
11332	89354936178	ZSFEL
11333	89359121964	NZCEDKAZ
11334	89361529481	ZSFEL
11335	89364129751	ZSFEL
11336	89364721894	ZSFEL
11337	89364821989	NZCEDKAZ
11338	89364850861	ZSFEL
11339	89364851971	ZSFEL
11340	89364851978	ZSFEL
11341	89365429371	ZSFEL

11342	89368121941	NZCEDKAZ
11343	89368129318	NZCEDKAZ
11344	89368149871	ZSFEL
11345	89369859391	NZCEDKAZ
11346	89374129371	ZSFEL
11347	89379421978	ZSFEL
11348	89384121916	NZCEDKAZ
11349	89384121981	ZSFEL
11350	89384129371	ZSFEL
11351	89385431968	KNZPFRK, T.1
11352	89389471861	ZSFEL
11353	89389471945	ZSFEL
11354	89401629471	ZSFEL
11355	89406121984	ZSFEL
11356	89406121989	ZSFEL
11357	89406129471	ZSFEL
11358	89406129478	ZSFEL
11359	89406166828	ZSFEL
11360	89413721964	ZKAL
11361	89416831974	ZSFEL
11362	89419759481	ZSFEL
11363	89421721949	ZPN, T.2
11364	89421869471	ZSFEL

11365	89421931971	**ZSFEL**
11366	89429851961	**ZSFEL**
11367	89431609486	**ZSFEL**
11368	89431621948	**ZSFEL**
11369	89431621971	**ZSFEL**
11370	89431621974	**ZSFEL**
11371	89431629481	**ZSFEL**
11372	89431651971	**ZSFEL**
11373	89431654878	**ZSFEL**
11374	89431689751	**ZSFEL**
11375	89431721964	**ZSFEL**
11376	894317219 81	**KNZPFRK, T.1**
11377	89431729471	**ZSFEL**
11378	89431729478	**ZSFEL**
11379	89431729488	**ZSFEL**
11380	89431731849	**ZPN, T.2**
11381	89431759481	**ZSFEL**
11382	89431851861	**ZSFEL**
11383	89431854967	**ZSFEL**
11384	89431971962	**ZSFEL**
11385	89436121971	**ZSFEL**
11386	89436129471	**ZSFEL**
11387	89436171851	**ZSFEL**

11388	89436189758	**ZSFEL**
11389	89436729859	**ZSFEL**
11390	89436879882	**ZSFEL**
11391	89437121864	**ZSFEL**
11392	89437489831	**ZSFEL**
11393	89437956841	**ZSFEL**
11394	89439129401	**ZSFEL**
11395	89439129871	**ZSFEL**
11396	89439871964	**ZSFEL**
11397	89449721961	**ZSFEL**
11398	89451321971	**KNZPFRK, Т.1**
11399	89451389871	**ZSFEL**
11400	89451421989	**ZSFEL**
11401	89451721964	**ZSFEL**
11402	89451821961	**ZSFEL**
11403	89451821964	**ZFEB**
11404	89451821971	**MZFWGGISM**
11405	89451849871	**ZSFEL**
11406	89451961784	**ZSFEL**
11407	89453129478	**ZSFEL**
11408	89453189748	**ZSFEL**
11409	89453831964	**ZSFEL**
11410	89454129871	**ZSFEL**

11411	89454197861	ZSFEL
11412	89454816879	ZSFEL
11413	89458964717	ZSFEL
11414	89459139471	ZSFEL
11415	89459139481	ZSFEL
11416	89459489718	ZSFEL
11417	89459489759	ZSFEL
11418	89459874851	ZSFEL
11419	89461521849	ZSFEL
11420	894 641 21918	ZPN, T.2
11421	89464121971	NZCEDKAZ
11422	89464121978	ZSFEL
11423	89464129871	NZCEDKAZ
11424	894 647831 64	KNZPFRK, T.1
11425	89464971981	ZSFEL
11426	89469139478	ZSFEL
11427	89469571976	ZSFEL
11428	89469729851	ZSFEL
11429	894712 51918	ZPN, T.2
11430	89471489851	NZCEDKAZ
11431	894716 51918	ZPN, T.2
11432	894 716 51 919	ZPN, T.2
11433	89474121864	ZSFEL

11434	89474121961	**NZCEDKAZ**
11435	89474129878	**ZSFEL**
11436	89474231971	**ZSFEL**
11437	89475131868	**ZSFEL**
11438	89478129481	**ZSFEL**
11439	89482149561	**ZFEB**
11440	89489131961	**ZSFEL**
11441	89489171978	**ZSFEL**
11442	89489721902	**ZSFEL**
11443	89489721968	**ZSFEL**
11444	894 897319 61	**KNZPFRK, T.1**
11445	89489751982	**ZKAL**
11446	894 948 51 919	**ZPN, T.2**
11447	089501298641	**KAZFWOK**
11448	89519489631	**KNZPFRK, T.1**
11449	89531491481	**ZSFEL**
11450	89536871984	**ZSFEL**
11451	89537419861	**ZSFEL**
11452	89547148961	**ZSFEL**
11453	89549131981	**MZFWGGISM**
11454	89549359761	**NZCEDKAZ**
11455	89562131949	**ZFEB**
11456	89563121978	**ZSFEL**

11457	89564120801	ZSFEL
11458	89564128889	ZSFEL
11459	89564129871	ZSFEL
11460	89564721549	ZSFEL
11461	89564721981	NZCEDKAZ
11462	89564821971	ZSFEL
11463	89564831971	NZCEDKAZ
11464	89564851981	ZSFEL
11465	89564871961	ZSFEL
11466	89564971851	ZSFEL
11467	89564971978	ZSFEL
11468	89567129871	ZSFEL
11469	89568129748	ZSFEL
11470	89569721851	ZSFEL
11471	89571421978	ZSFEL
11472	89574121678	ZSFEL
11473	89574164879	ZSFEL
11474	89574921864	ZSFEL
11475	089581298647	KAZFWOLTUG
11476	89613485167	ZSFEL
11477	89631871964	ZSFEL
11478	89631989791	KNZPFRK, T.1
11479	89724129831	ZSFEL

11480	89731851964	ZSFEL
11481	89731949861	ZFEB
11482	89748951971	ZSFEL
11483	89749879484	ZSFEL
11484	89751421961	ZFEB
11485	89751964871	NZCEDKAZ
11486	89754121892	ZSFEL
11487	89754921984	ZSFEL
11488	89764821973	ZSFEL
11489	898 01731844	ZPN, T.1
11490	898071 318 42	ZPN, T.1
11491	89811891798	ZPN, T.2
11492	89831429871	ZSFEL
11493	898 31489101	ZPN, T.1
11494	89831621988	ZSFEL
11495	89841351964	ZSFEL
11496	89841421961	NZCEDKAZ
11497	89843121949	ZSFEL
11498	89851498647	ZFEB
11499	89854129861	NZCEDKAZ
11500	89856479318	KNZPFRK, T.1
11501	89864121971	ZSFEL
11502	89864128971	ZSFEL

11503	89864129871	ZSFEL
11504	89864131978	ZSFEL
11505	89864188198	ZSFEL
11506	89864196871	ZSFEL
11507	89864351979	ZSFEL
11508	89864729871	ZSFEL
11509	89864891978	ZSFEL
11510	898716 31419	ZPN, T.2
11511	898 716 31944	ZPN, T.1
11512	898716 319 68	ZPN, T.1
11513	898 716 51 919	ZPN, T.2
11514	89871831961	ZSFEL
11515	89874121964	ZSFEL
11516	89874931961	ZSFEL
11517	8 9888 418912	ZPN, T.1
11518	89891888214	MZFWGGISM
11519	899019 23 517	ZPN, T.1
11520	89916830891	ZSFEL
11521	89961888819	ZSFEL
11522	899 716 30917	ZPN, T.1
11523	901 67180161	ZPN, T.1
11524	90167819481	ZPN, T.1
11525	90167 89 0619	ZPN, T.1

11526	9016 917 489 1	ZPN, T.1
11527	90754920961	ZSFEL
11528	90845151871	ZSFEL
11529	910 317 998 63	ZPN, T.2
11530	91289481988	SZVV
11531	91418718 519	ZPN, T.1
11532	914 481 219 91	ZPN, T.2
11533	914 668 504 31	ZPN, T.1
11534	914712 819 34	ZPN, T.2
11535	914 718 01919	ZPN, T.2
11536	91471854961	ZSFEL
11537	91481131948	ZKAL
11538	914816 71819	ZPN, T.2
11539	914 8901 4819	ZPN, T.1
11540	91499114889	NZCEDKAZ
11541	91 617 318918	ZPN, T.1
11542	917 481 81931	ZPN, T.1
11543	9181114 319 7	ZPN, T.1
11544	918 1149481 9	ZPN, T.1
11545	91831751942	ZPN, T.2
11546	918417 618 14	ZPN, T.2
11547	918419 31918	ZPN, T.2
11548	918488 712 81	ZPN, T.1

11549	918491 319 89	ZPN, T.2
11550	918 49132196	ZPN, T.2
11551	91849179849	ZPN, T.2
11552	91849431981	ZPN, T.2
11553	91849617491	ZPN, T.2
11554	91851631947	ZFEB
11555	918517 918 48	ZPN, T.1
11556	918641 21918	ZPN, T.2
11557	918714 319 18	ZPN, T.2
11558	918716 319 48	ZPN, T.1
11559	918 749319 64	KNZPFRK, T.1
11560	918 8917 7015	ZPN, T.1
11561	91891791987	ZPN, T.1
11562	91894219418	ZPN, T.1
11563	919 64191819	ZPN, T.2
11564	919 648 71 894	ZPN, T.2
11565	931 481389 61	KNZPFRK, T.1
11566	93164871978	ZSFEL
11567	93168121647	ZSFEL
11568	93194718 418	ZPN, T.1
11569	93561421989	ZSFEL
11570	93589561731	ZSFEL
11571	936 39819 512	ZPN, T.1

11572	94218319718	**ZFEB**
11573	094 701 278 649	**WMMDKZ, Т.2**
11574	94821729878	**ZFEB**
11575	94831271981	**ZPN, Т.2**
11576	94851721914	**ZPN, Т.2**
11577	94873129878	**ZSFEL**
11578	094891294789	**KAZFWOK**
11579	94971849864	**ZKAL**
11580	949 718 617 81	**KNZPFRK, Т.1**
11581	95386178341	**ZSFEL**
11582	95989139871	**ZSFEL**
11583	9614431981 2	**ZPN, Т.1**
11584	096581298749	**KAZFWOK**
11585	96971451981	**ZSFEL**
11586	97064167894	**ZSFEL**
11587	978316918 71	**ZPN, Т.1**
11588	97845169481	**ZSFEL**
11589	97856218889	**NZCEDKAZ**
11590	979 074 319 18	**ZPN, Т.2**
11591	97914891678	**KAZFWOH**
11592	98168439871	**ZSFEL**
11593	981 716319 14	**ZPN, Т.1**
11594	981814319 01	**ZPN, Т.1**

11595	98349851649	**ZSFEL**
11596	98401651988	**ZSFEL**
11597	98431621978	**ZSFEL**
11598	098581298749	**KAZFWOK**
11599	098641298749	**KAZFWOK**
11600	98746851973	**ZSFEL**
11601	098749298681	**KAZFWOLTUG**
11602	988 061 319 48	**ZPN, T.1**
11603	988061 78806	**ZPN, T.1**
11604	988 17919 148	**ZPN, T.2**
11605	98891498889	**SZVV**
11606	989 061 719 41	**ZPN, T.1**
11607	98916471981	**KNZPFRK, T.1**
11608	98948121971	**ZFEB**
11609	98964121748	**KNZPFRK, T.1**
11610	98967139851	**ZKAL**
11611	99764854961	**ZSFEL**
11612	101408 094851	**ZPN, T.2**
11613	101 498 754 361	**WMMDKZ, T.2**
11614	101648598749	**KAZFWOLTUG**
11615	101648891798	**ZPN, T.2**
11616	101682198648	**KAZFWOLTUG**
11617	101849519648	**KAZFWOLTUG**

11618	101891209641	**KAZFWOLTUG**
11619	1019048541 98	**KNZPFRK, T.1**
11620	102 348 410 514	**WMMDKZ, T.2**
11621	104 198 498471	**ZFEB**
11622	104218314261	**ZFEB**
11623	104801019491	**KAZFWOLTUG**
11624	104804909647	**KAZFWOLTUG**
11625	104861298741	**KAZFWOK**
11626	104891204978	**KAZFWOK**
11627	104895398641	**KAZFWOLTUG**
11628	104957598647	**KAZFWOH**
11629	106498578174	**KAZFWOLTUG**
11630	108501209604	**KAZFWOK**
11631	108501298671	**KAZFWOLTUG**
11632	108501298748	**KAZFWOK**
11633	108539608491	**KAZFWOH**
11634	108541208581	**KAZFWOLTUG**
11635	108541298641	**KAZFWOLTUG**
11636	108546489781	**KAZFWOK**
11637	108548219641	**KAZFWOK**
11638	108549219681	**KAZFWOK**
11639	108581219748	**KAZFWOLTUG**
11640	108591608741	**KAZFWOK**

11641	108 641 294 719	WMMDKZ, T.2
11642	109061298641	KAZFWOLTUG
11643	109 467 219 891	WMMDKZ, T.2
11644	109489594712	ZPN, T.2
11645	109 516 397 894	WMMDKZ, T.2
11646	109 516 918 416	WMMDKZ, T.2
11647	109518489485	ZPN, T.2
11648	109601298749	KAZFWOK
11649	109649298748	KAZFWOK
11650	109649519718	KAZFWOLTUG
11651	109674509849	KAZFWOLTUG
11652	109689598671	KAZFWOLTUG
11653	109704249701	KAZFWOLTUG
11654	109849598647	KAZFWOK
11655	109849598748	KAZFWOK
11656	109891298641	KAZFWOK
11657	109946894182	ZPN, T.2
11658	117 974814 019	ZPN, T.1
11659	120119549647	KAZFWOLTUG
11660	120649298741	KAZFWOK
11661	121518319647	KAZFWOLTUG
11662	121541219641	KAZFWOLTUG
11663	121649379851	KAZFWOK

11664	121823849648	**KAZFWOLTUG**
11665	123164219781	**KAZFWOK**
11666	123184219710	**KAZFWOH**
11667	123185749786	**KAZFWOK**
11668	123851219687	**KAZFWOH**
11669	124291298741	**KAZFWOK**
11670	124781298748	**KAZFWOK**
11671	124851648741	**KAZFWOH**
11672	127514218788	**KAZFWOK**
11673	128314218647	**KAZFWOLTUG**
11674	128317689541	**KAZFWOLTUG**
11675	128491489514	**KNZPFRK, T.1**
11676	128491 649718	**ZFEB**
11677	128501004101	**KAZFWOLTUG**
11678	128541219648	**KAZFWOK**
11679	128541298781	**KAZFWOK**
11680	128548319617	**KAZFWOLTUG**
11681	128564298581	**KAZFWOK**
11682	128614218713	**KAZFWOH**
11683	128718539818	**KAZFWOLTUG**
11684	129317819482	**KAZFWOH**
11685	129341894871	**KAZFWOH**
11686	129513819614	**KAZFWOK**

11687	129748519789	**KAZFWOK**
11688	129749298781	**KAZFWOK**
11689	129781298491	**KAZFWOLTUG**
11690	129781298749	**KAZFWOH**
11691	129851298671	**KAZFWOLTUG**
11692	131501648741	**KAZFWOLTUG**
11693	131891219647	**KAZFWOLTUG**
11694	134016549819	**KAZFWOLTUG**
11695	134831219781	**KAZFWOH**
11696	134851319648	**KAZFWOH**
11697	134853148747	**KAZFWOH**
11698	134861219781	**KAZFWOK**
11699	134891219897	**KAZFWOLTUG**
11700	136189549748	**KAZFWOK**
11701	138061298741	**KAZFWOK**
11702	138501219781	**KAZFWOH**
11703	138531289497	**KAZFWOLTUG**
11704	138549298648	**KAZFWOLTUG**
11705	138561298748	**KAZFWOH**
11706	138571298641	**KAZFWOH**
11707	138641218549	**KAZFWOK**
11708	138749538647	**KAZFWOLTUG**
11709	139536898749	**KAZFWOLTUG**

11710	139581219647	**KAZFWOH**
11711	139648598741	**KAZFWOK**
11712	139891298641	**KAZFWOLTUG**
11713	139897219871	**KAZFWOK**
11714	141814219647	**KAZFWOH**
11715	142181219647	**KAZFWOLTUG**
11716	142189389781	**KAZFWOH**
11717	142621219718	**KAZFWOLTUG**
11718	142641218748	**KAZFWOK**
11719	142681298749	**KAZFWOK**
11720	142682798741	**KAZFWOLTUG**
11721	142841214719	**KAZFWOLTUG**
11722	142851467148	**KAZFWOLTUG**
11723	142891298748	**KAZFWOH**
11724	14 3198 9421 17	**ZPN, T.1**
11725	145361296841	**KAZFWOLTUG**
11726	145681298741	**KAZFWOK**
11727	145781298747	**KAZFWOK**
11728	146471298734	**KAZFWOK**
11729	146 472 019 541	**WMMDKZ, T.2**
11730	147548319841	**KAZFWOLTUG**
11731	147589786471	**KAZFWOK**
11732	147831218647	**KAZFWOH**

11733	148371218749	**KAZFWOH**
11734	148501248641	**KAZFWOLTUG**
11735	148 512 319 417	**WMMDKZ, T.2**
11736	148541219748	**KAZFWOLTUG**
11737	148541248971	**KAZFWOLTUG**
11738	148543292 228	**ZPN, T.1**
11739	148549649571	**KAZFWOH**
11740	148549789781	**KAZFWOH**
11741	148561248981	**KAZFWOLTUG**
11742	148 564 219 617	**WMMDKZ, T.2**
11743	148571219849	**KAZFWOH**
11744	148581219647	**KAZFWOLTUG**
11745	148581219648	**KAZFWOLTUG**
11746	148581219741	**KAZFWOLTUG**
11747	148581298749	**KAZFWOLTUG**
11748	148641298741	**KAZFWOLTUG**
11749	148741218748	**KAZFWOK**
11750	148741289689	**KAZFWOLTUG**
11751	148741298541	**KAZFWOLTUG**
11752	148741598714	**KAZFWOH**
11753	148749189781	**KAZFWOLTUG**
11754	148751219741	**KAZFWOK**
11755	148751219749	**KAZFWOK**

11756	148781219647	KAZFWOLTUG
11757	148781289681	KAZFWOLTUG
11758	14 89 91817 918	ZPN, T.1
11759	149541219849	KAZFWOLTUG
11760	149541249648	KAZFWOLTUG
11761	149548497861	KAZFWOLTUG
11762	149581219648	KAZFWOLTUG
11763	149581219748	KAZFWOLTUG
11764	149581298741	KAZFWOH
11765	149587369871	KAZFWOK
11766	149 621 818 318	WMMDKZ, T.2
11767	149 678 148 591	WMMDKZ, T.2
11768	149 721 801 497	WMMDKZ, T.2
11769	149742198641	KAZFWOLTUG
11770	149781219897	KAZFWOK
11771	149781298497	KAZFWOK
11772	149 816 013 009	WMMDKZ, T.2
11773	149841219748	KAZFWOLTUG
11774	149841219878	KAZFWOLTUG
11775	149841298749	KAZFWOH
11776	149851219714	KAZFWOK
11777	149851298741	KAZFWOK
11778	149851298789	KAZFWOK

11779	149851694741	**KAZFWOLTUG**
11780	149861549478	**KAZFWOH**
11781	149891219691	**KAZFWOLTUG**
11782	149891298641	**KAZFWOLTUG**
11783	154291298741	**KAZFWOLTUG**
11784	154581219681	**KAZFWOLTUG**
11785	154851298741	**KAZFWOK**
11786	158318549741	**KAZFWOLTUG**
11787	158319218641	**KAZFWOLTUG**
11788	158342178581	**KAZFWOK**
11789	158371298748	**KAZFWOK**
11790	160854298748	**KAZFWOK**
11791	1618711984 16	**ZPN, T.2**
11792	164089598748	**KAZFWOLTUG**
11793	164201298741	**KAZFWOK**
11794	164291298781	**KAZFWOH**
11795	164801489516	**ZPN, T.2**
11796	164 816 319 471	**WMMDKZ, T.2**
11797	164831298749	**KAZFWOLTUG**
11798	164851319712	**ZPN, T.2**
11799	164874974167	**KAZFWOH**
11800	168061219681	**KAZFWOH**
11801	168064198781	**KAZFWOK**

11802	168081298641	**KAZFWOLTUG**
11803	168301269841	**KAZFWOLTUG**
11804	168317219848	**KAZFWOLTUG**
11805	168501298641	**KAZFWOLTUG**
11806	168531218647	**KAZFWOH**
11807	168531298649	**KAZFWOLTUG**
11808	168561298584	**KAZFWOK**
11809	168 571 219 491	**WMMDKZ, T.2**
11810	168571219849	**KAZFWOLTUG**
11811	168581298491	**KAZFWOLTUG**
11812	168741298361	**KAZFWOH**
11813	168745319849	**KAZFWOK**
11814	168748319647	**KAZFWOLTUG**
11815	168748598742	**KAZFWOLTUG**
11816	168791298749	**KAZFWOK**
11817	168 794 598 716	**WMMDKZ, T.2**
11818	168971284549	**ZPN, T.2**
11819	169049298541	**KAZFWOLTUG**
11820	169 381 219 714	**WMMDKZ, T.2**
11821	169 381 379 149	**WMMDKZ, T.2**
11822	169581298741	**KAZFWOK**
11823	169841219848	**KAZFWOK**
11824	169848519741	**KAZFWOK**

11825	172819117 519	ZPN, T.1
11826	174017519681	KAZFWOK
11827	174541219648	KAZFWOLTUG
11828	175189498741	KAZFWOK
11829	175891298648	KAZFWOK
11830	178371217218	KAZFWOK
11831	178 478364714	ZFEB
11832	178 491 219 617	WMMDKZ, T.2
11833	178541298741	KAZFWOK
11834	178549298747	KAZFWOK
11835	178549378581	KAZFWOK
11836	178781219514	KAZFWOH
11837	179174 890101	ZPN, T.1
11838	179541219648	KAZFWOLTUG
11839	180149219687	KAZFWOH
11840	182319642781	KAZFWOLTUG
11841	182641218712	KAZFWOK
11842	183891219641	KAZFWOH
11843	184016284916	KAZFWOLTUG
11844	184018584917	KAZFWOLTUG
11845	184061219848	KAZFWOH
11846	184291584711	KAZFWOLTUG
11847	184361294891	KAZFWOLTUG

11848	184374298671	ZPN, T.2
11849	184 517 396 847	WMMDKZ, T.2
11850	184741298648	KAZFWOK
11851	1847 8198 7181	ZPN, T.1
11852	184 816 014 214	WMMDKZ, T.2
11853	185061531478	KAZFWOH
11854	185149218701	KAZFWOLTUG
11855	185314219718	KAZFWOH
11856	185394861792	KAZFWOK
11857	185401598608	KAZFWOLTUG
11858	185 494 016 001	WMMDKZ, T.2
11859	185641219316	KAZFWOLTUG
11860	185681219749	KAZFWOH
11861	185681285648	KAZFWOLTUG
11862	185689298741	KAZFWOLTUG
11863	185731219841	KAZFWOLTUG
11864	185741218641	KAZFWOLTUG
11865	185748519641	KAZFWOLTUG
11866	185749589741	KAZFWOH
11867	185781219648	KAZFWOK
11868	185781234178	KAZFWOK
11869	185784219681	KAZFWOK
11870	185789649781	KAZFWOH

11871	187398794647	**KAZFWOK**
11872	188317498 841	**ZPN, T.2**
11873	188917319871	**ZPN, T.1**
11874	189014 918715	**ZFEB**
11875	189316219714	**KAZFWOLTUG**
11876	189391219849	**KAZFWOLTUG**
11877	189 417218 489	**ZFEB**
11878	189 472194898	**ZFEB**
11879	189534671409	**KAZFWOH**
11880	189549649781	**KAZFWOLTUG**
11881	189581219641	**KAZFWOLTUG**
11882	189641298531	**KAZFWOK**
11883	189647298319	**KAZFWOK**
11884	189681298541	**KAZFWOLTUG**
11885	189681298749	**KAZFWOH**
11886	189691219617	**KAZFWOH**
11887	189741298748	**KAZFWOLTUG**
11888	189748589741	**KAZFWOK**
11889	189754298641	**KAZFWOLTUG**
11890	189781219641	**KAZFWOLTUG**
11891	189831298648	**KAZFWOLTUG**
11892	18 9848 394 611	**ZPN, T.2**
11893	191 317 481901	**ZPN, T.1**

11894	191317 498 014	ZPN, T.1
11895	193014297584	KAZFWOLTUG
11896	193549898641	KAZFWOLTUG
11897	193684298781	KAZFWOK
11898	193894298781	KAZFWOK
11899	194015894516	KAZFWOLTUG
11900	194016598714	KAZFWOK
11901	194198514716	ZFEB
11902	194 217 289 678	WMMDKZ, T.2
11903	194218498718	KAZFWOK
11904	194281219781	KAZFWOK
11905	194298746581	KAZFWOK
11906	194 368 594 817	WMMDKZ, T.2
11907	194 389 794 216	WMMDKZ, T.2
11908	194548219648	KAZFWOK
11909	194561519881	KAZFWOH
11910	194591298747	KAZFWOK
11911	194 641 291 891	WMMDKZ, T.2
11912	194 691 298 511	WMMDKZ, T.2
11913	194691298748	KAZFWOK
11914	194698589749	KAZFWOK
11915	194781298641	KAZFWOK
11916	194 817 219 418	WMMDKZ, T.2

11917	194851219617	KAZFWOLTUG
11918	194851694748	KAZFWOLTUG
11919	194891219748	KAZFWOLTUG
11920	194891294681	KAZFWOLTUG
11921	194891298647	KAZFWOK
11922	194 891 319 491	WMMDKZ, T.2
11923	194893589647	KAZFWOLTUG
11924	195681218371	KAZFWOH
11925	195681298791	KAZFWOH
11926	195684295894	KAZFWOLTUG
11927	195748549741	KAZFWOK
11928	195781298648	KAZFWOK
11929	195781298741	KAZFWOK
11930	195841298749	KAZFWOLTUG
11931	195891298741	KAZFWOLTUG
11932	196041296898	KAZFWOLTUG
11933	19 614 98917 18	ZPN, T.1
11934	196368519781	KAZFWOK
11935	196498597471	KAZFWOH
11936	196891219748	KAZFWOH
11937	196891298749	KAZFWOLTUG
11938	196934298781	KAZFWOLTUG
11939	197 248 594 714	WMMDKZ, T.2

11940	197 298 108 641	WMMDKZ, Т.2
11941	197318219741	KAZFWOLTUG
11942	197521298749	KAZFWOK
11943	197548589747	KAZFWOK
11944	197564898751	KAZFWOK
11945	197574298781	KAZFWOK
11946	197581298647	KAZFWOK
11947	197581298747	KAZFWOK
11948	197589369891	KAZFWOLTUG
11949	198 016 219 491	WMMDKZ, Т.2
11950	198016297584	KAZFWOLTUG
11951	198061298648	KAZFWOLTUG
11952	198264298541	KAZFWOLTUG
11953	198 294897397	ZPN, Т.2
11954	198 316 398 714	WMMDKZ, Т.2
11955	198 316 949 101	WMMDKZ, Т.2
11956	198318649741	KAZFWOLTUG
11957	198341298648	KAZFWOK
11958	198371298648	KAZFWOK
11959	198421298741	KAZFWOLTUG
11960	198 4614 98178	ZPN, Т.1
11961	198 471 218 471	KNZPFRK, Т.1
11962	198531298641	KAZFWOLTUG

11963	198531298748	**KAZFWOK**
11964	198541298641	**KAZFWOLTUG**
11965	198541298648	**KAZFWOH**
11966	198581219648	**KAZFWOLTUG**
11967	198601298641	**KAZFWOH**
11968	198601298748	**KAZFWOLTUG**
11969	198604298781	**KAZFWOLTUG**
11970	198 649 319 641	**WMMDKZ, T.2**
11971	198671298491	**KAZFWOLTUG**
11972	198 6814 91817	**ZPN, T.1**
11973	198682718014	**ZFEB**
11974	198691298744	**KAZFWOLTUG**
11975	198 711 298 241	**WMMDKZ, T.1**
11976	198721298748	**KAZFWOK**
11977	198741298741	**KAZFWOH**
11978	198741298748	**KAZFWOK**
11979	198741298749	**KAZFWOH**
11980	198 741 894 848	**WMMDKZ, T.2**
11981	198748298782	**KAZFWOK**
11982	198748519741	**KAZFWOK**
11983	198748598641	**KAZFWOLTUG**
11984	198748598747	**KAZFWOK**
11985	198749298741	**KAZFWOK**

11986	198749298748	**KAZFWOK**
11987	198749598741	**KAZFWOLTUG**
11988	198749598748	**KAZFWOH**
11989	198751298361	**KAZFWOK**
11990	198751298781	**KAZFWOH**
11991	198781219549	**KAZFWOLTUG**
11992	198781219641	**KAZFWOK**
11993	198781298641	**KAZFWOLTUG**
11994	19884 18 61402	**ZPN, T.2**
11995	201 398 721 778	**WMMDKZ, T.1**
11996	201839549748	**KAZFWOK**
11997	202 464 891 319	**WMMDKZ, T.2**
11998	209 605 319 205	**WMMDKZ, T.1**
11999	210148516381	**KAZFWOLTUG**
12000	210 341 907 654	**WMMDKZ, T.2**
12001	212 317 412 917	**WMMDKZ, T.1**
12002	213 019 514 219	**WMMDKZ, T.1**
12003	213 418 913 818	**WMMDKZ, T.1**
12004	213 428 219 488	**WMMDKZ, T.1**
12005	213 814 818 217	**WMMDKZ, T.1**
12006	213 914 817 977	**WMMDKZ, T.1**
12007	213 918 712 889	**WMMDKZ, T.1**
12008	213 984 791 248	**WMMDKZ, T.1**

12009	214 213 219 312	WMMDKZ, T.1
12010	214 217 000 819	WMMDKZ, T.1
12011	214 217 814 312	WMMDKZ, T.1
12012	214217814318	ZPN, T.1
12013	214 217 914 817	WMMDKZ, T.1
12014	214218 619718	KNZPFRK, T.1
12015	214 279 881 319	WMMDKZ, T.1
12016	214 311 714 811	WMMDKZ, T.1
12017	214 312 489 212	WMMDKZ, T.1
12018	214 312 810 008	WMMDKZ, T.1
12019	214 312 814 212	WMMDKZ, T.1
12020	214 312 814 282	WMMDKZ, T.1
12021	214 312 814 712	WMMDKZ, T.1
12022	214 312 814 912	WMMDKZ, T.1
12023	214 312 814 918	WMMDKZ, T.1
12024	214 312 827 488	WMMDKZ, T.1
12025	214 312 914 212	WMMDKZ, T.1
12026	214 313 219 733	WMMDKZ, T.1
12027	214 316 719 816	WMMDKZ, T.1
12028	214 317 219 224	WMMDKZ, T.1
12029	214 317 228 271	WMMDKZ, T.1
12030	214 317 498 817	WMMDKZ, T.2
12031	214 317 814 218	ZPN, T.1

12032	214 317 814 817	WMMDKZ, T.1
12033	214 317 818 217	WMMDKZ, T.1
12034	214 317 819 007	WMMDKZ, T.1
12035	214 317 914 217	WMMDKZ, T.1
12036	214 317 914 717	WMMDKZ, T.1
12037	214 317 914 777	WMMDKZ, T.1
12038	214 317 914 817	WMMDKZ, T.1
12039	214 317 918 227	WMMDKZ, T.1
12040	214 318 214 818	WMMDKZ, T.1
12041	214 318 414 888	WMMDKZ, T.1
12042	214 318 714 818	WMMDKZ, T.1
12043	214 318 718 912	WMMDKZ, T.1
12044	214318819715	ZPN, T.1
12045	214 318 908 210	WMMDKZ, T.1
12046	214 318 914 718	WMMDKZ, T.1
12047	214319498714	KNZPFRK, T.1
12048	214 321 814 712	WMMDKZ, T.1
12049	214 328 712 918	WMMDKZ, T.1
12050	214 332 817 728	WMMDKZ, T.1
12051	214 371 814 911	WMMDKZ, T.1
12052	214 381 918 918	WMMDKZ, T.1
12053	214 387 914 297	WMMDKZ, T.1
12054	214 391 898 491	WMMDKZ, T.2

12055	214 511 819 311	WMMDKZ, Т.1
12056	214513219618	KNZPFRK, Т.1
12057	214516319811	KNZPFRK, Т.2
12058	214 614219714	KNZPFRK, Т.1
12059	214 617 218 549	WMMDKZ, Т.2
12060	214618319 917	ZFEB
12061	214 700 819 891	WMMDKZ, Т.1
12062	214 711 898 211	WMMDKZ, Т.1
12063	214 712 218 521	WMMDKZ, Т.1
12064	214 712 219 312	WMMDKZ, Т.1
12065	214 712 314 222	WMMDKZ, Т.1
12066	214 712 514 312	ZPN, Т.1
12067	214 712 814 212	WMMDKZ, Т.1
12068	214 712 814 229	WMMDKZ, Т.1
12069	214 712 814 312	WMMDKZ, Т.1
12070	214 712 814 328	WMMDKZ, Т.1
12071	214 712 914 229	WMMDKZ, Т.1
12072	214 713 914 819	ZPN, Т.1
12073	214 717 814 327	WMMDKZ, Т.1
12074	214 718 218 214	WMMDKZ, Т.1
12075	214 718 219 312	WMMDKZ, Т.1
12076	214 718 314 218	WMMDKZ, Т.1
12077	214 718 314 888	WMMDKZ, Т.1

12078	214 718 918 228	WMMDKZ, T.1
12079	214 718 918 317	WMMDKZ, T.1
12080	214 719 319 818	WMMDKZ, T.1
12081	214 817 218 316	WMMDKZ, T.2
12082	214817218516	ZFEB
12083	214 817 914 817	WMMDKZ, T.1
12084	214 819 318 617	WMMDKZ, T.2
12085	214 888 219 317	WMMDKZ, T.1
12086	214978519641	KNZPFRK, T.1
12087	214 987 914 317	WMMDKZ, T.1
12088	216014219781	KAZFWOLTUG
12089	216 498 948 741	WMMDKZ, T.2
12090	216 541 319 714	WMMDKZ, T.2
12091	216 548 219 716	WMMDKZ, T.2
12092	217 214 218 641	WMMDKZ, T.2
12093	217214219317	ZFEB
12094	217 214 619 061	WMMDKZ, T.2
12095	217214819418	SIS
12096	217 314 218 217	WMMDKZ, T.1
12097	217314218647	KAZFWOLTUG
12098	217 317 519 715	WMMDKZ, T.1
12099	217 318 219 312	WMMDKZ, T.1
12100	217 318 917 228	WMMDKZ, T.1

12101	217 419 218 219	**WMMDKZ, T.1**
12102	217498318491	**KNZPFRK, T.1**
12103	217 498 917519	**KNZPFRK, T.1**
12104	217518314218	**MZFWGGISM**
12105	217548219841	**KAZFWOLTUG**
12106	217549218641	**KAZFWOK**
12107	217549218741	**KAZFWOLTUG**
12108	217581218649	**KAZFWOLTUG**
12109	217581219648	**KAZFWOH**
12110	217817912289	**SIS**
12111	217 918 294 888	**WMMDKZ, T.1**
12112	218 001 209 317	**WMMDKZ, T.1**
12113	218016914848	**ZPN, T.2**
12114	218191 317 489	**ZPN, T.1**
12115	218213418914	**SIS**
12116	218 217 314 218	**WMMDKZ, T.1**
12117	218 217 319 218	**WMMDKZ, T.1**
12118	218 316 514 471	**WMMDKZ, T.2**
12119	218 317 214 218	**WMMDKZ, T.1**
12120	218 317 219 217	**WMMDKZ, T.1**
12121	218 317 219 218	**WMMDKZ, T.1**
12122	218 317 228 917	**WMMDKZ, T.1**
12123	218317 489317	**ZFEB**

12124	218 317 918 217	**WMMDKZ, T.1**
12125	218 317 918 227	**WMMDKZ, T.1**
12126	218 319 219 418	**WMMDKZ, T.1**
12127	218371 498548	**KNZPFRK, T.1**
12128	2184 17488901	**ZPN, T.2**
12129	218 417 918 817	**WMMDKZ, T.1**
12130	218419 218714	**KNZPFRK, T.1**
12131	218421921849	**SIS**
12132	218 471294854	**KNZPFRK, T.1**
12133	218 491 016 648	**WMMDKZ, T.2**
12134	218491219648	**KAZFWOLTUG**
12135	218491298718	**MZFWGGISM**
12136	218 491 319 614	**WMMDKZ, T.2**
12137	218 491 619 317	**WMMDKZ, T.2**
12138	218 494517601	**ZFEB**
12139	21849 47981 49	**KNZPFRK, T.1**
12140	218497219478	**KNZPFRK, T.1**
12141	218498519716	**KNZPFRK, T.1**
12142	218549619713	**KNZPFRK, T.1**
12143	218 589 649 171	**WMMDKZ, T.2**
12144	218591219647	**KAZFWOK**
12145	218591689471	**KAZFWOH**
12146	218613914217	**ZPN, T.2**

12147	218 614 319 718	WMMDKZ, T.2
12148	218 619719 811	ZFEB
12149	218 647 298471	KNZPFRK, T.1
12150	218 712 819 312	WMMDKZ, T.1
12151	218713648518	KNZPFRK, T.1
12152	218 719 814 798	WMMDKZ, T.2
12153	218 828 204 217	WMMDKZ, T.1
12154	218943519431	KNZPFRK, T.1
12155	219 004 489 668	WMMDKZ, T.1
12156	219 006 918782	ZPN, T.1
12157	219014 319811	ZPN, T.1
12158	219016514218	ZFEB
12159	219 047 819 215	WMMDKZ, T.1
12160	219 054 398 716	WMMDKZ, T.1
12161	219 061 234 890	WMMDKZ, T.1
12162	219 064 284 714	WMMDKZ, T.2
12163	219 213 319 721	WMMDKZ, T.1
12164	219213419413	SIS
12165	219 213 919 223	WMMDKZ, T.1
12166	219 213 919 733	WMMDKZ, T.1
12167	219 214 319 214	WMMDKZ, T.1
12168	219 214 319 714	WMMDKZ, T.1
12169	219 214 419 314	WMMDKZ, T.1

12170	219 214819717	**ZFEB**
12171	219216914817	**SIS**
12172	219 217 919 817	**WMMDKZ, T.1**
12173	219227218284	**SIS**
12174	219 289 228 317	**WMMDKZ, T.1**
12175	219 311 919 211	**WMMDKZ, T.1**
12176	219 312 219 212	**WMMDKZ, T.1**
12177	219 312 719 312	**WMMDKZ, T.1**
12178	219 312 819 212	**WMMDKZ, T.1**
12179	219 312 819 222	**WMMDKZ, T.1**
12180	219 312 819 778	**WMMDKZ, T.1**
12181	219 312 819 887	**WMMDKZ, T.1**
12182	219 312 919 802	**WMMDKZ, T.1**
12183	219 312 988 712	**WMMDKZ, T.1**
12184	219 314 214 315	**WMMDKZ, T.1**
12185	219314218711	**ZFEB**
12186	219 314 819 217	**WMMDKZ, T.1**
12187	219314819517	**KNZPFRK, T.1**
12188	219 314 819 914	**WMMDKZ, T.1**
12189	219 314 919 814	**WMMDKZ, T.1**
12190	219 316 019 517	**WMMDKZ, T.1**
12191	219 317 209 717	**WMMDKZ, T.1**
12192	219 317 218 214	**WMMDKZ, T.1**

12193	219 317 219 228	WMMDKZ, T.1
12194	219 317 219 681	KNZPFRK, T.1
12195	219 317 219 817	WMMDKZ, T.1
12196	219 317 219 827	WMMDKZ, T.1
12197	219 317 229 812	WMMDKZ, T.1
12198	219 317 418 213	WMMDKZ, T.1
12199	219 317 418 217	WMMDKZ, T.1
12200	219 317498 648	ZFEB
12201	219 317 559 417	WMMDKZ, T.1
12202	219 317 814 218	WMMDKZ, T.1
12203	219 317 818 227	WMMDKZ, T.1
12204	219 317 819 217	WMMDKZ, T.1
12205	219 317 819 218	WMMDKZ, T.1
12206	219 317 819 228	WMMDKZ, T.1
12207	219 317 819 298	WMMDKZ, T.1
12208	219 317 819 892	WMMDKZ, T.1
12209	219 317 888 847	WMMDKZ, T.1
12210	219 317 914 817	WMMDKZ, T.1
12211	219 317 918 227	WMMDKZ, T.1
12212	219 317 918 428	WMMDKZ, T.1
12213	219 317 918 516	WMMDKZ, T.1
12214	219 317 918 817	WMMDKZ, T.1
12215	219317919817	ZPN, T.1

12216	219317 989064	ZPN, T.2
12217	219 317 989 312	WMMDKZ, T.1
12218	219 318 214 217	WMMDKZ, T.1
12219	219 318 219 471	WMMDKZ, T.1
12220	219318319481	KAZFWOLTUG
12221	219 318 488 519	WMMDKZ, T.1
12222	219 318 719 228	WMMDKZ, T.1
12223	219 318 719 817	WMMDKZ, T.1
12224	219 318 919 818	WMMDKZ, T.1
12225	219 319 489 555	WMMDKZ, T.1
12226	219 319 812 794	WMMDKZ, T.1
12227	219 319 895 219	WMMDKZ, T.1
12228	219 321 919 821	WMMDKZ, T.1
12229	219 329 814 718	WMMDKZ, T.1
12230	219 333 819 444	WMMDKZ, T.1
12231	219 371 419 871	WMMDKZ, T.1
12232	219 371 819 511	WMMDKZ, T.1
12233	219 378 919 278	WMMDKZ, T.1
12234	219 379 891 472	WMMDKZ, T.1
12235	219 381 419 971	WMMDKZ, T.1
12236	219 381 648 719	WMMDKZ, T.1
12237	219 387 919 227	WMMDKZ, T.1
12238	219 387 919 887	WMMDKZ, T.1

12239	219 389 998 419	WMMDKZ, T.1
12240	219394851647	ZPN, T.2
12241	219 398 481 711	ZPN, T.1
12242	219416718914	SIS
12243	219 419 213 818	WMMDKZ, T.1
12244	219 444 558 913	WMMDKZ, T.1
12245	219471318641	KNZPFRK, T.1
12246	219471847214	KNZPFRK, T.1
12247	219472819471	KNZPFRK, T.1
12248	219 473 218 223	WMMDKZ, T.1
12249	219 475 819 355	WMMDKZ, T.1
12250	219481719311	ZPN, T.1
12251	219 482 319 213	WMMDKZ, T.1
12252	219 488 714 918	WMMDKZ, T.1
12253	219488898912	SZVV
12254	219489719671	KNZPFRK, T.1
12255	219491819714	KNZPFRK, T.1
12256	219 498 817 312	WMMDKZ, T.1
12257	219518619472	ZFEB
12258	219 542 319 712	WMMDKZ, T.1
12259	219613819714	ZFEB
12260	219614217318	KAZFWOLTUG
12261	219618 918071	ZPN, T.1

12262	219 641 298 581	WMMDKZ, Т.1
12263	219 648 317 918	WMMDKZ, Т.2
12264	219 671298 791	KNZPFRK, Т.1
12265	219 674894 217	KNZPFRK, Т.1
12266	219 684 888 717	ZFEB
12267	219 710 819 210	WMMDKZ, Т.1
12268	219 712 819 222	WMMDKZ, Т.1
12269	219 712 919 222	WMMDKZ, Т.1
12270	219 713 829 223	WMMDKZ, Т.1
12271	219 714 318 714	KNZPFRK, Т.1
12272	219714519841	KAZFWOH
12273	219 714 819 814	WMMDKZ, Т.1
12274	219714854891	ZFEB
12275	219 715 319 215	WMMDKZ, Т.1
12276	219 715 819 815	WMMDKZ, Т.1
12277	219 716218714	ZFEB
12278	219 716 219 511	WMMDKZ, Т.1
12279	219716 818717	ZPN, Т.1
12280	219 718 218 312	WMMDKZ, Т.1
12281	219741218519	KAZFWOH
12282	219748519681	KAZFWOH
12283	219784384316	KNZPFRK, Т.1
12284	219815489 614	KNZPFRK, Т.1

12285	219817 318887	ZPN, T.1
12286	219 817 819 227	WMMDKZ, T.1
12287	219 848217 491	KNZPFRK, T.1
12288	219849217564	KAZFWOH
12289	219 849317218	KNZPFRK, T.1
12290	219 877 549 277	WMMDKZ, T.1
12291	219 888 999 617	WMMDKZ, T.1
12292	219894596798	KNZPFRK, T.2
12293	219 899 319 214	WMMDKZ, T.1
12294	219 914 319 814	WMMDKZ, T.1
12295	219948938471	ZFEB
12296	222 719 333 419	WMMDKZ, T.1
12297	229 317 916 021	WMMDKZ, T.1
12298	229 457 298 788	WMMDKZ, T.1
12299	229 829 318 912	WMMDKZ, T.1
12300	231 138 918 212	WMMDKZ, T.1
12301	231 918 298 221	WMMDKZ, T.1
12302	234 712 814 212	WMMDKZ, T.1
12303	234817548516	KNZPFRK, T.1
12304	234 891 019 217	WMMDKZ, T.1
12305	234891718411	ZPN, T.1
12306	238 714 214 816	WMMDKZ, T.1
12307	23940191967 1	ZPN, T.1

12308	248 003 398 213	WMMDKZ, T.1
12309	248 217 228 327	WMMDKZ, T.1
12310	248 272 458 299	WMMDKZ, T.1
12311	248 312 298 222	WMMDKZ, T.1
12312	248 312 818 222	WMMDKZ, T.1
12313	248 312 848 212	WMMDKZ, T.1
12314	248 317 218 321	WMMDKZ, T.1
12315	248 317 284 271	WMMDKZ, T.1
12316	248 317 881 204	WMMDKZ, T.1
12317	248318719 417	ZPN, T.1
12318	248 379 064 898	WMMDKZ, T.2
12319	248 389 428 999	WMMDKZ, T.1
12320	248567198548	KNZPFRK, T.1
12321	248591319648	KNZPFRK, T.1
12322	248 614 319 641	WMMDKZ, T.1
12323	248 617 319 516	WMMDKZ, T.1
12324	248 655 448 755	WMMDKZ, T.1
12325	248 668 712 298	WMMDKZ, T.1
12326	248 712 219 220	WMMDKZ, T.1
12327	248 712 318 222	WMMDKZ, T.1
12328	248 714 318 214	WMMDKZ, T.1
12329	248 718 518 329	WMMDKZ, T.1
12330	248 719 361 989	WMMDKZ, T.1

12331	248 916 319 281	WMMDKZ, T.1
12332	249 312 289 228	WMMDKZ, T.1
12333	249 317 498 641	WMMDKZ, T.2
12334	249647514981	KNZPFRK, T.1
12335	264712319481	KNZPFRK, T.1
12336	271318371478	ZFEB
12337	274218319641	KNZPFRK, T.1
12338	274891319648	KNZPFRK, T.1
12339	278 213 228 913	WMMDKZ, T.1
12340	281314981217	KNZPFRK, T.1
12341	284317 298497	KNZPFRK, T.1
12342	284 318 914 278	WMMDKZ, T.1
12343	284 368 149 017	WMMDKZ, T.2
12344	285349984714	KNZPFRK, T.1
12345	285 947 294714	KNZPFRK, T.1
12346	286148214278	ZFEB
12347	288 412 298 322	WMMDKZ, T.1
12348	288 919 069 789	WMMDKZ, T.1
12349	289174218 319	ZPN, T.1
12350	289 317 299 277	WMMDKZ, T.1
12351	289317 498611	ZPN, T.1
12352	289380891498	KNZPFRK, T.1
12353	289 391 814 216	WMMDKZ, T.1

12354	289 471 314917	ZFEB
12355	289 671 318 491	WMMDKZ, T.2
12356	289716 018 034	ZPN, T.1
12357	290 029 432 517	WMMDKZ, T.1
12358	291 081 407 201	WMMDKZ, T.2
12359	291 384 074 217	WMMDKZ, T.1
12360	291 398 218 612	WMMDKZ, T.1
12361	291648719398	NZCEDKAZ
12362	291 891 419 391	WMMDKZ, T.1
12363	294 147 284 641	WMMDKZ, T.2
12364	294 316 819 511	WMMDKZ, T.1
12365	294 715 898217	KNZPFRK, T.1
12366	2951848 21918	ZPN, T.2
12367	296318596491	KAZFWOLTUG
12368	297514298714	KAZFWOLTUG
12369	297581296841	KAZFWOLTUG
12370	298 012 718 202	WMMDKZ, T.1
12371	298 017 319 487	WMMDKZ, T.1
12372	298 017 498 248	WMMDKZ, T.1
12373	298061789011	ZPN, T.1
12374	298 312 678 212	WMMDKZ, T.1
12375	298316217489	KNZPFRK, T.1
12376	298317498714	KNZPFRK, T.1

12377	298 317 898 007	**WMMDKZ, T.1**
12378	298 317 918 227	**WMMDKZ, T.1**
12379	298 317 919 817	**WMMDKZ, T.1**
12380	298 321 918 557	**WMMDKZ, T.1**
12381	298 327 918 887	**WMMDKZ, T.1**
12382	298 387 984 721	**WMMDKZ, T.1**
12383	298 388014712	**ZPN, T.1**
12384	298481718 318	**ZPN, T.1**
12385	298487 998194	**ZPN, T.1**
12386	298498797891	**KAZFWOLTUG**
12387	298678 919 148	**ZPN, T.1**
12388	298 712 319 212	**WMMDKZ, T.1**
12389	298 712 518 312	**WMMDKZ, T.1**
12390	298 714 318 214	**WMMDKZ, T.1**
12391	298 714 319 814	**WMMDKZ, T.1**
12392	298 714 888 914	**WMMDKZ, T.1**
12393	298 717 298 277	**WMMDKZ, T.1**
12394	298 718 314 228	**WMMDKZ, T.1**
12395	298 719 488 919	**WMMDKZ, T.1**
12396	298 742 279 488	**WMMDKZ, T.1**
12397	298761 519 314	**ZPN, T.1**
12398	298 788 489 791	**WMMDKZ, T.1**
12399	299481319711	**ZPN, T.1**

12400	301204604891	**KAZFWOK**
12401	301204964017	**KAZFWOLTUG**
12402	301218519601	**KAZFWOK**
12403	301218519648	**KAZFWOK**
12404	301218649781	**KAZFWOK**
12405	301219219714	**KAZFWOK**
12406	301219369848	**KAZFWOK**
12407	301219501604	**KAZFWOLTUG**
12408	301219619741	**KAZFWOK**
12409	301219749891	**KAZFWOK**
12410	301219789648	**KAZFWOK**
12411	301249278471	**KAZFWOK**
12412	301249608541	**KAZFWOK**
12413	301274218751	**KAZFWOK**
12414	301274298748	**KAZFWOK**
12415	301291298649	**KAZFWOK**
12416	301291648518	**KAZFWOK**
12417	301291649065	**KAZFWOK**
12418	301294268749	**KAZFWOK**
12419	301294298641	**KAZFWOK**
12420	301294298704	**KAZFWOK**
12421	301294298741	**KAZFWOK**
12422	301294298748	**KAZFWOK**

12423	301294298781	**KAZFWOK**
12424	301294519641	**KAZFWOK**
12425	301294519748	**KAZFWOK**
12426	301294589741	**KAZFWOK**
12427	301294694781	**KAZFWOK**
12428	301294701479	**KAZFWOK**
12429	301294701898	**KAZFWOK**
12430	301294719687	**KAZFWOK**
12431	301298278648	**KAZFWOK**
12432	301298498781	**KAZFWOK**
12433	301298509647	**KAZFWOK**
12434	301298701649	**KAZFWOK**
12435	301298748581	**KAZFWOK**
12436	301298748714	**KAZFWOK**
12437	301298748741	**KAZFWOK**
12438	301298749541	**KAZFWOK**
12439	301298749571	**KAZFWOK**
12440	301298749641	**KAZFWOK**
12441	301298749681	**KAZFWOK**
12442	301298798641	**KAZFWOK**
12443	301498797564	**KAZFWOK**
12444	301504801904	**KAZFWOLTUG**
12445	301509609748	**KAZFWOK**

12446	301 514 609 891	WMMDKZ, T.2
12447	301548709849	KAZFWOK
12448	301549298749	KAZFWOLTUG
12449	301549891217	KAZFWOH
12450	301584298604	KAZFWOLTUG
12451	301589798749	KAZFWOK
12452	301601298741	KAZFWOK
12453	301604298749	KAZFWOK
12454	301608598748	KAZFWOK
12455	301609519748	KAZFWOK
12456	301641219871	KAZFWOK
12457	301684201798	KAZFWOLTUG
12458	301848519647	KAZFWOLTUG
12459	301851298719	KAZFWOK
12460	301854298641	KAZFWOH
12461	301989598741	KAZFWOK
12462	304168209897	KAZFWOK
12463	304198509848	KAZFWOK
12464	304501219718	KAZFWOK
12465	304501298741	KAZFWOK
12466	304501298749	KAZFWOK
12467	304504298604	KAZFWOK
12468	304519789741	KAZFWOK

12469	304541589748	**KAZFWOK**
12470	304549219641	**KAZFWOK**
12471	304549298785	**KAZFWOK**
12472	304851019648	**KAZFWOK**
12473	304851298715	**KAZFWOH**
12474	304851298741	**KAZFWOK**
12475	304861298741	**KAZFWOK**
12476	304871219748	**KAZFWOK**
12477	304891219748	**KAZFWOK**
12478	304891264898	**KAZFWOK**
12479	304891294571	**KAZFWOK**
12480	304891298741	**KAZFWOK**
12481	304891298748	**KAZFWOK**
12482	304894219781	**KAZFWOK**
12483	304898519678	**KAZFWOK**
12484	304898598741	**KAZFWOK**
12485	306101289581	**KAZFWOK**
12486	306124897586	**KAZFWOK**
12487	306128598747	**KAZFWOK**
12488	306194209784	**KAZFWOK**
12489	306198296689	**KAZFWOK**
12490	306198506581	**KAZFWOK**
12491	306198596497	**KAZFWOK**

12492	306381298741	KAZFWOK
12493	306481298741	KAZFWOK
12494	306501298791	KAZFWOK
12495	306501549781	KAZFWOK
12496	306504209608	KAZFWOK
12497	306504209781	KAZFWOK
12498	306541209841	KAZFWOLTUG
12499	306548789749	KAZFWOK
12500	306581298741	KAZFWOK
12501	306581298749	KAZFWOK
12502	306582498741	KAZFWOH
12503	306584219847	KAZFWOK
12504	306589298741	KAZFWOK
12505	306841209781	KAZFWOLTUG
12506	306841218741	KAZFWOK
12507	306841298741	KAZFWOK
12508	306848519749	KAZFWOK
12509	306848549648	KAZFWOK
12510	306849209781	KAZFWOK
12511	306849518317	KAZFWOK
12512	306855719368	KAZFWOK
12513	306891298748	KAZFWOK
12514	306891298749	KAZFWOK

12515	306894209704	**KAZFWOK**
12516	306894506971	**KAZFWOK**
12517	306894794871	**KAZFWOK**
12518	306898519648	**KAZFWOK**
12519	307581298648	**KAZFWOK**
12520	308501208604	**KAZFWOK**
12521	308501218498	**KAZFWOK**
12522	308548698741	**KAZFWOK**
12523	308561298749	**KAZFWOK**
12524	308581298648	**KAZFWOK**
12525	308581298741	**KAZFWOK**
12526	308584106471	**KAZFWOK**
12527	308584298748	**KAZFWOK**
12528	308591298641	**KAZFWOK**
12529	308591298647	**KAZFWOK**
12530	308594298641	**KAZFWOK**
12531	308741208749	**KAZFWOK**
12532	309 428 519 421	**WMMDKZ, T.1**
12533	309497589641	**KAZFWOH**
12534	309498298741	**KAZFWOK**
12535	309549268748	**KAZFWOK**
12536	309549689741	**KAZFWOK**
12537	309549896491	**KAZFWOH**

244

12538	309564298701	**KAZFWOK**
12539	309564369841	**KAZFWOLTUG**
12540	309604298741	**KAZFWOK**
12541	309648519671	**KAZFWOLTUG**
12542	309649598749	**KAZFWOK**
12543	309681209649	**KAZFWOK**
12544	309681209849	**KAZFWOLTUG**
12545	309694298781	**KAZFWOK**
12546	309749298781	**KAZFWOK**
12547	309781298748	**KAZFWOK**
12548	309841209749	**KAZFWOK**
12549	309841219748	**KAZFWOK**
12550	309849201647	**KAZFWOK**
12551	309849298471	**KAZFWOK**
12552	309849298647	**KAZFWOK**
12553	309851297581	**KAZFWOK**
12554	309851298641	**KAZFWOK**
12555	309851298649	**KAZFWOK**
12556	309851298741	**KAZFWOK**
12557	309851298749	**KAZFWOK**
12558	309854298641	**KAZFWOK**
12559	309 864 194 971	**WMMDKZ, T.2**
12560	309891298648	**KAZFWOK**

12561	309891298678	**KAZFWOK**
12562	309891298749	**KAZFWOK**
12563	309895369741	**KAZFWOK**
12564	309897209649	**KAZFWOK**
12565	310104219648	**KAZFWOH**
12566	310124298641	**KAZFWOLTUG**
12567	310148519647	**KAZFWOLTUG**
12568	310149210814	**KAZFWOLTUG**
12569	310149298641	**KAZFWOLTUG**
12570	310401519684	**KAZFWOH**
12571	310495489641	**KAZFWOLTUG**
12572	310504210648	**KAZFWOLTUG**
12573	310 564 219 142	**WMMDKZ, T.1**
12574	310581204841	**KAZFWOLTUG**
12575	310601298741	**KAZFWOK**
12576	310648510491	**KAZFWOH**
12577	310649210781	**KAZFWOH**
12578	310801298641	**KAZFWOH**
12579	310824298741	**KAZFWOH**
12580	310849219601	**KAZFWOK**
12581	310851219640	**KAZFWOH**
12582	310851219648	**KAZFWOH**
12583	310854298718	**KAZFWOK**

12584	310894210517	**KAZFWOLTUG**
12585	311514219671	**KAZFWOLTUG**
12586	311589708641	**KAZFWOK**
12587	312019492861	**KAZFWOH**
12588	312149216831	**KAZFWOLTUG**
12589	312184218581	**KAZFWOK**
12590	312 214 812 514	**WMMDKZ, T.1**
12591	312 218 212 918	**WMMDKZ, T.1**
12592	312 219 218 271	**WMMDKZ, T.1**
12593	312 278 229 312	**WMMDKZ, T.1**
12594	312 314 512 214	**WMMDKZ, T.1**
12595	312601219749	**KAZFWOK**
12596	312681298749	**KAZFWOK**
12597	312 689 319 716	**WMMDKZ, T.2**
12598	312 718 212 218	**WMMDKZ, T.1**
12599	312 719 919064	**ZPN, T.2**
12600	312 814 212 418	**WMMDKZ, T.1**
12601	312 814 219 322	**WMMDKZ, T.1**
12602	312 817 918 217	**WMMDKZ, T.1**
12603	312 818 712 918	**WMMDKZ, T.1**
12604	312851219641	**KAZFWOK**
12605	313851498749	**KAZFWOK**
12606	314018519647	**KAZFWOLTUG**

12607	314061298749	**KAZFWOLTUG**
12608	314091298741	**KAZFWOK**
12609	314216819417	**ZPN, T.2**
12610	314216898741	**KAZFWOK**
12611	314 217 214 227	**WMMDKZ, T.1**
12612	314217218618	**NZCEDKAZ**
12613	314 217 914 818	**WMMDKZ, T.1**
12614	314 217 914 819	**WMMDKZ, T.1**
12615	314 217 914 914	**WMMDKZ, T.1**
12616	314 218 318 818	**ZPN, T.1**
12617	314218319714	**KNZPFRK, T.1**
12618	314218519781	**KAZFWOK**
12619	314218 617218	**KNZPFRK, T.1**
12620	314 218 814 719	**ZPN, T.1**
12621	314 218 914 888	**WMMDKZ, T.1**
12622	314219819471	**KNZPFRK, T.1**
12623	314291298641	**KAZFWOK**
12624	314 312 814 212	**WMMDKZ, T.1**
12625	314318514617	**KNZPFRK, T.1**
12626	314 471 847 848	**KNZPFRK, T.1**
12627	314501219648	**KAZFWOH**
12628	314513318451	**ZFEB**
12629	314516219478	**KNZPFRK, T.1**

12630	314516 719481	ZFEB
12631	314 517 214 817	WMMDKZ, T.1
12632	314518317741	KNZPFRK, T.1
12633	314518319741	KAZFWOH
12634	314531298648	KAZFWOLTUG
12635	314541298741	KAZFWOH
12636	314547298748	KAZFWOH
12637	314548219671	KAZFWOK
12638	314548316714	KAZFWOLTUG
12639	314 548 914 281	WMMDKZ, T.2
12640	314561219891	KAZFWOK
12641	314564218741	KAZFWOLTUG
12642	314567189496	KAZFWOLTUG
12643	314571089384	ZPN, T.1
12644	314581316784	KAZFWOH
12645	314581987318	KAZFWOH
12646	314587318648	KAZFWOH
12647	314587398681	KAZFWOK
12648	314589798714	KNZPFRK, T.1
12649	314593694781	KAZFWOLTUG
12650	314 617 918 554	WMMDKZ, T.1
12651	314 647 217 498	WMMDKZ, T.2
12652	314648219887	KAZFWOH

12653	314 712 814 212	**WMMDKZ, T.1**
12654	314 713819419	**KNZPFRK, T.1**
12655	314 713849 718	**KNZPFRK, T.1**
12656	314 717 814 217	**WMMDKZ, T.1**
12657	314751518748	**KAZFWOK**
12658	314801214808	**KAZFWOLTUG**
12659	314801219617	**KAZFWOLTUG**
12660	314801219781	**KAZFWOK**
12661	314801298507	**KAZFWOK**
12662	314801516497	**KAZFWOH**
12663	314 812 219 217	**WMMDKZ, T.1**
12664	314812219417	**ZFEB**
12665	314 812 219 418	**WMMDKZ, T.1**
12666	314812219471	**ZPN, T.2**
12667	314812488712	**ZPN, T.1**
12668	314 812 514 212	**WMMDKZ, T.1**
12669	314 812 514 812	**WMMDKZ, T.1**
12670	314812 819714	**ZPN, T.1**
12671	314812894317	**KNZPFRK, T.1**
12672	314 812 914 212	**WMMDKZ, T.1**
12673	314 812 914 712	**WMMDKZ, T.1**
12674	314813894514	**KNZPFRK, T.1**
12675	314 815 214 915	**WMMDKZ, T.1**

12676	314815219478	ZPN, T.2
12677	314 815 514 312	WMMDKZ, T.1
12678	314 815 619 718	WMMDKZ, T.2
12679	314 816 319 471	WMMDKZ, T.2
12680	314816719481	ZFEB
12681	314 817 219 617	WMMDKZ, T.2
12682	314819319618	ZFEB
12683	314819519671	KAZFWOLTUG
12684	314819 719 579	ZPN, T.1
12685	314819719841	ZPN, T.2
12686	314 819 888 915	WMMDKZ, T.1
12687	314821069 711	ZPN, T.1
12688	314821318491	ZFEB
12689	314828 498717	ZFEB
12690	314831439895	KNZPFRK, T.1
12691	314831859647	KAZFWOLTUG
12692	314841218541	KAZFWOLTUG
12693	314 841 219 647	WMMDKZ, T.2
12694	314 841 619 714	WMMDKZ, T.2
12695	314 849 216 371	WMMDKZ, T.2
12696	314851219647	KAZFWOH
12697	314851219648	KAZFWOH
12698	314851219748	KAZFWOH

12699	314851219781	**KAZFWOK**
12700	314851298781	**KAZFWOK**
12701	314851319647	**KAZFWOLTUG**
12702	314851319749	**KAZFWOH**
12703	314851389717	**KNZPFRK, T.1**
12704	314851648749	**KAZFWOK**
12705	314851694758	**KAZFWOLTUG**
12706	314851694781	**KAZFWOLTUG**
12707	314 861 219 492	**WMMDKZ, T.2**
12708	314861749568	**KAZFWOK**
12709	314891214319	**KAZFWOH**
12710	314891214917	**KAZFWOLTUG**
12711	314891219648	**KAZFWOH**
12712	314891219781	**KAZFWOLTUG**
12713	314891298781	**KAZFWOK**
12714	314891398647	**ZKAL**
12715	314891589751	**KAZFWOH**
12716	314891649748	**KAZFWOH**
12717	314893914718	**KNZPFRK, T.1**
12718	314 894 219 471	**WMMDKZ, T.2**
12719	314894219648	**KAZFWOK**
12720	314 894 319 892	**WMMDKZ, T.2**
12721	314894518514	**KNZPFRK, T.1**

12722	314894798647	**KAZFWOLTUG**
12723	314895319671	**KNZPFRK, T.1**
12724	314895894714	**KNZPFRK, T.1**
12725	314897519317	**ZPN, T.2**
12726	314 912 814 712	**WMMDKZ, T.1**
12727	314 912 814 889	**WMMDKZ, T.1**
12728	314964818571	**ZFEB**
12729	315016218749	**KAZFWOLTUG**
12730	315019519741	**KAZFWOH**
12731	315149895647	**KAZFWOLTUG**
12732	315361219748	**KAZFWOK**
12733	315381298741	**KAZFWOH**
12734	315 478498 671	**ZFEB**
12735	315485497891	**KAZFWOH**
12736	315491219714	**KAZFWOH**
12737	315491298749	**KAZFWOH**
12738	315498598741	**KAZFWOLTUG**
12739	315498718741	**KAZFWOH**
12740	315601219419	**KAZFWOLTUG**
12741	315601219898	**KAZFWOK**
12742	315612198314	**KAZFWOH**
12743	315618317541	**KAZFWOH**
12744	315618519741	**KAZFWOH**

12745	315641219748	KAZFWOH
12746	315645789718	KAZFWOK
12747	315647519819	KAZFWOH
12748	315648189564	KAZFWOLTUG
12749	315648581741	KAZFWOK
12750	315648719898	KAZFWOH
12751	315649815915	KAZFWOLTUG
12752	315671298741	KAZFWOH
12753	315681216394	KAZFWOLTUG
12754	315681217319	KAZFWOLTUG
12755	315681219748	KAZFWOH
12756	315714218715	KAZFWOK
12757	315718219741	KAZFWOH
12758	315742128741	KAZFWOK
12759	315748319641	KAZFWOK
12760	315748319748	KAZFWOK
12761	315749589641	KAZFWOK
12762	315749598749	KAZFWOK
12763	315781219648	KAZFWOK
12764	315781219714	KAZFWOH
12765	315801498648	KAZFWOLTUG
12766	315821215641	KAZFWOLTUG
12767	315834019672	KAZFWOK

12768	315841219714	**KAZFWOH**
12769	315841219748	**KAZFWOK**
12770	315841219849	**KAZFWOLTUG**
12771	315849519681	**KAZFWOH**
12772	315851215648	**KAZFWOK**
12773	315851219748	**KAZFWOK**
12774	315851298649	**KAZFWOK**
12775	315851698791	**KAZFWOLTUG**
12776	315891218749	**KAZFWOK**
12777	518917 218	**MZFWGGISM**
12778	315891219871	**KAZFWOH**
12779	315891298749	**KAZFWOK**
12780	315891319648	**KAZFWOLTUG**
12781	315891398741	**KAZFWOK**
12782	315894615791	**KAZFWOLTUG**
12783	315897215648	**KAZFWOK**
12784	315898697548	**KAZFWOK**
12785	316014216491	**KAZFWOLTUG**
12786	316014217891	**KAZFWOLTUG**
12787	316014219498	**KAZFWOH**
12788	316014219517	**KAZFWOLTUG**
12789	316014219718	**KAZFWOH**
12790	316014519711	**KAZFWOH**

12791	316018217491	**KAZFWOLTUG**
12792	316018389641	**KAZFWOLTUG**
12793	316018519614	**KAZFWOH**
12794	316018519671	**KAZFWOH**
12795	316019219641	**KAZFWOLTUG**
12796	316019219714	**KAZFWOH**
12797	316019219741	**KAZFWOH**
12798	316019298741	**KAZFWOK**
12799	316019516518	**KAZFWOLTUG**
12800	316019519641	**KAZFWOH**
12801	316019519871	**KAZFWOH**
12802	316019818748	**KAZFWOK**
12803	316049298741	**KAZFWOK**
12804	316061217249	**KAZFWOLTUG**
12805	316064216978	**KAZFWOLTUG**
12806	316067219875	**KAZFWOLTUG**
12807	316081219498	**KAZFWOLTUG**
12808	316081298749	**KAZFWOK**
12809	316084216549	**KAZFWOLTUG**
12810	316214218718	**KAZFWOLTUG**
12811	316 218 319 091	**WMMDKZ, T.2**
12812	316218516419	**KAZFWOK**
12813	316218517214	**KAZFWOLTUG**

12814	316218519481	**KAZFWOLTUG**
12815	316219318741	**KAZFWOH**
12816	316219519491	**KNZPFRK, T.1**
12817	316219816478	**KAZFWOH**
12818	316 219 819 478	**WMMDKZ, T.1**
12819	316291218749	**KAZFWOLTUG**
12820	316291298741	**KAZFWOK**
12821	316314219814	**KAZFWOLTUG**
12822	316318318371	**KAZFWOLTUG**
12823	316318519491	**KAZFWOH**
12824	316318718741	**KAZFWOH**
12825	316318719491	**KAZFWOH**
12826	316318819412	**ZFEB**
12827	316381219749	**KAZFWOH**
12828	316 481 219 649	**WMMDKZ, T.2**
12829	316481219714	**KAZFWOH**
12830	316481219719	**KAZFWOH**
12831	316489217218	**KNZPFRK, T.1**
12832	316489516789	**KAZFWOH**
12833	316491217519	**KAZFWOLTUG**
12834	316491217819	**KAZFWOLTUG**
12835	316491218541	**KAZFWOLTUG**
12836	316491218581	**KAZFWOH**

12837	316491218748	**KAZFWOH**
12838	316491219748	**KAZFWOH**
12839	316491298891	**KAZFWOLTUG**
12840	316 491 519 618	**WMMDKZ, T.2**
12841	316491898749	**KAZFWOH**
12842	316 497 218 914	**WMMDKZ, T.2**
12843	316497518894	**KAZFWOH**
12844	316497537831	**KAZFWOH**
12845	316498217581	**KAZFWOLTUG**
12846	316498319718	**KAZFWOLTUG**
12847	316498516471	**KAZFWOK**
12848	316498518741	**KAZFWOH**
12849	316498519714	**KAZFWOH**
12850	316498519741	**KAZFWOH**
12851	316498519781	**KAZFWOK**
12852	316498539871	**KAZFWOH**
12853	316498598741	**KAZFWOH**
12854	316498718581	**KAZFWOLTUG**
12855	316498719481	**KAZFWOH**
12856	316498719514	**KAZFWOH**
12857	316498719581	**KAZFWOH**
12858	316498758671	**KAZFWOH**
12859	316498781298	**KAZFWOH**

12860	316498798781	**KAZFWOH**
12861	316501216948	**KAZFWOLTUG**
12862	316501498648	**KAZFWOLTUG**
12863	316514219788	**KAZFWOK**
12864	316514298794	**KAZFWOK**
12865	316 514 816 274	**WMMDKZ, T.2**
12866	316518319491	**KAZFWOLTUG**
12867	316518319714	**KAZFWOH**
12868	316518319741	**KAZFWOK**
12869	316518498917	**ZFEB**
12870	316518894741	**KAZFWOH**
12871	316519419481	**ZPN, T.2**
12872	316519719891	**KAZFWOK**
12873	316519898748	**KAZFWOK**
12874	316539898741	**KAZFWOK**
12875	316541217581	**KAZFWOLTUG**
12876	316541219819	**KAZFWOH**
12877	316541219849	**KAZFWOH**
12878	316541219897	**KAZFWOLTUG**
12879	316541589741	**KAZFWOH**
12880	316548219741	**KAZFWOLTUG**
12881	316548319647	**KAZFWOLTUG**
12882	316548319714	**ZFEB**

12883	316548581749	**KAZFWOH**
12884	316548598741	**KAZFWOK**
12885	316548598748	**KAZFWOK**
12886	316548749741	**KAZFWOK**
12887	316548919217	**ZFEB**
12888	316549298718	**KAZFWOH**
12889	316549517218	**KAZFWOLTUG**
12890	316549897548	**KAZFWOLTUG**
12891	316581217419	**KAZFWOLTUG**
12892	316581217489	**KAZFWOLTUG**
12893	316581217918	**KAZFWOLTUG**
12894	316581218498	**KAZFWOH**
12895	316581219417	**KAZFWOLTUG**
12896	316581219647	**KAZFWOK**
12897	316581219648	**KAZFWOK**
12898	316581219714	**KAZFWOH**
12899	316581219719	**KAZFWOH**
12900	316581219741	**KAZFWOH**
12901	316581219748	**KAZFWOK**
12902	316581219749	**KAZFWOH**
12903	316581219781	**KAZFWOH**
12904	316581298741	**KAZFWOH**
12905	316 581 314 891	**WMMDKZ, T.2**

260

12906	316581378374	**KAZFWOK**
12907	316 584 219 671	**WMMDKZ, T.2**
12908	316584219741	**KAZFWOLTUG**
12909	316584318741	**KAZFWOLTUG**
12910	316 584 912 848	**WMMDKZ, T.2**
12911	316589539841	**KAZFWOK**
12912	316589789747	**KAZFWOK**
12913	316 594 218 749	**WMMDKZ, T.2**
12914	316 598 368 498	**WMMDKZ, T.2**
12915	316 618 319 417	**WMMDKZ, T.2**
12916	316714219518	**KAZFWOH**
12917	316714518971	**ZFEB**
12918	316714819717	**KAZFWOH**
12919	316718016498	**KAZFWOH**
12920	316 718549 612	**ZFEB**
12921	316718916888	**ZPN, T.1**
12922	316748517581	**KAZFWOLTUG**
12923	316791298748	**KAZFWOK**
12924	316801217214	**KAZFWOLTUG**
12925	316801219548	**KAZFWOH**
12926	316811318914	**KAZFWOH**
12927	316 819319471	**ZFEB**
12928	316819519718	**KAZFWOH**

12929	316819719718	ZFEB
12930	316821217519	KAZFWOH
12931	316821219718	KAZFWOH
12932	316821219781	KAZFWOH
12933	316821519748	KAZFWOH
12934	316831218498	KAZFWOLTUG
12935	316831298749	KAZFWOH
12936	316841216498	KAZFWOLTUG
12937	316841216898	KAZFWOLTUG
12938	316841217218	KAZFWOLTUG
12939	316841218584	KAZFWOLTUG
12940	316841219511	KAZFWOLTUG
12941	316841219518	KAZFWOH
12942	316841219548	KAZFWOLTUG
12943	316841219718	KAZFWOH
12944	316841219748	KAZFWOLTUG
12945	316841219749	KAZFWOH
12946	316841219781	KAZFWOH
12947	316841219784	KAZFWOH
12948	316841219848	KAZFWOH
12949	316841219849	KAZFWOH
12950	316841294561	KAZFWOLTUG
12951	316841298571	KAZFWOH

12952	316841298749	**KAZFWOLTUG**
12953	316849217074	**KAZFWOK**
12954	316849319712	**ZFEB**
12955	316849319841	**KAZFWOLTUG**
12956	316849516217	**KAZFWOLTUG**
12957	316849517291	**KAZFWOLTUG**
12958	316849519741	**KAZFWOLTUG**
12959	316849519781	**KAZFWOH**
12960	316849549748	**KAZFWOLTUG**
12961	316849898741	**KAZFWOLTUG**
12962	316 849 918 716	**WMMDKZ, T.2**
12963	316851216498	**KAZFWOLTUG**
12964	316851217498	**KAZFWOLTUG**
12965	316851217589	**KAZFWOLTUG**
12966	316851219749	**KAZFWOK**
12967	316851318361	**KAZFWOH**
12968	316851319849	**KAZFWOLTUG**
12969	316854219781	**KAZFWOK**
12970	316859798748	**KAZFWOH**
12971	316891216419	**KAZFWOLTUG**
12972	316891218748	**KAZFWOH**
12973	316891219784	**KAZFWOLTUG**
12974	316891219849	**KAZFWOH**

12975	316891219894	**KAZFWOH**
12976	316891298741	**KAZFWOH**
12977	316891298791	**KAZFWOH**
12978	316891298794	**KAZFWOK**
12979	316891517318	**KAZFWOLTUG**
12980	316891519647	**KAZFWOH**
12981	316891519648	**KAZFWOK**
12982	316891519741	**KAZFWOK**
12983	316891749875	**KAZFWOLTUG**
12984	316891918741	**KAZFWOLTUG**
12985	316894217218	**KAZFWOLTUG**
12986	316894219741	**KAZFWOLTUG**
12987	316894516978	**KAZFWOLTUG**
12988	316894519741	**KAZFWOH**
12989	316894519781	**KAZFWOH**
12990	316894519841	**KAZFWOLTUG**
12991	316894598741	**KAZFWOK**
12992	316898517291	**KAZFWOK**
12993	316898519671	**KAZFWOLTUG**
12994	316898519681	**KAZFWOLTUG**
12995	316898519741	**KAZFWOH**
12996	316898719748	**KAZFWOK**
12997	316914 819512	**ZPN, T.2**

12998	317014219608	**KAZFWOLTUG**
12999	31705689 9889	**ZPN, T.1**
13000	317148648141	**ZFEB**
13001	317 218 219 819	**WMMDKZ, T.1**
13002	317218498741	**KAZFWOLTUG**
13003	317219519471	**KNZPFRK, T.1**
13004	317291218748	**KAZFWOLTUG**
13005	317294518518	**KAZFWOK**
13006	317298798641	**KAZFWOH**
13007	317318617914	**KAZFWOLTUG**
13008	317318618491	**KAZFWOH**
13009	317381219418	**KAZFWOLTUG**
13010	317418516491	**ZPN, T.2**
13011	317418 914498	**ZPN, T.1**
13012	317421898516	**ZFEB**
13013	317 484 217 244	**WMMDKZ, T.1**
13014	317488918710	**ZPN, T.1**
13015	317489218517	**ZPN, T.2**
13016	317489517421	**ZPN, T.2**
13017	317 489 896 104	**WMMDKZ, T.2**
13018	317 49 81 98 641	**KNZPFRK, T.2**
13019	317 498219 641	**ZFEB**
13020	317 498479 641	**ZFEB**

13021	317 498513 471	ZFEB
13022	317498518741	KAZFWOH
13023	317498519361	ZKAL
13024	317 498 614 219	WMMDKZ, T.1
13025	317 498 689 171	WMMDKZ, T.2
13026	317501219894	KAZFWOLTUG
13027	317504897298	KAZFWOLTUG
13028	317514217418	KAZFWOLTUG
13029	317514218548	KAZFWOH
13030	317514219614	KAZFWOH
13031	317514298714	KAZFWOH
13032	317514298718	KAZFWOK
13033	317514518741	KAZFWOH
13034	317514818417	ZFEB
13035	317514819917	ZPN, T.2
13036	317516819518	KAZFWOH
13037	317518319417	ZFEB
13038	317518384964	ZPN, T.2
13039	317518519718	KAZFWOLTUG
13040	317518614217	ZFEB
13041	317519219641	KAZFWOLTUG
13042	317519719741	KAZFWOK
13043	317541217898	KAZFWOK

13044	317541218548	**KAZFWOLTUG**
13045	317541218641	**KAZFWOLTUG**
13046	317541219648	**KAZFWOH**
13047	317541298741	**KAZFWOLTUG**
13048	317541298781	**KAZFWOH**
13049	317548217219	**KAZFWOLTUG**
13050	317548217419	**KAZFWOK**
13051	317548217491	**KAZFWOLTUG**
13052	317548218716	**ZFEB**
13053	317548319841	**KAZFWOH**
13054	317548518741	**KAZFWOH**
13055	317548617291	**KAZFWOLTUG**
13056	317548749841	**KAZFWOLTUG**
13057	317548891649	**KAZFWOH**
13058	317548989647	**KAZFWOK**
13059	317549217814	**KAZFWOLTUG**
13060	317549218741	**KAZFWOLTUG**
13061	317549218748	**KAZFWOK**
13062	317549519891	**KAZFWOH**
13063	317549649741	**KAZFWOH**
13064	317549818419	**KAZFWOH**
13065	317549819641	**KAZFWOLTUG**
13066	317549851647	**KAZFWOH**

13067	317549897581	**KAZFWOLTUG**
13068	317581217419	**KAZFWOLTUG**
13069	317581217914	**KAZFWOLTUG**
13070	317581218491	**KAZFWOLTUG**
13071	317581218498	**KAZFWOK**
13072	317581218647	**KAZFWOLTUG**
13073	317581218748	**KAZFWOK**
13074	317581219491	**KAZFWOH**
13075	317581219584	**KAZFWOH**
13076	317581219641	**KAZFWOLTUG**
13077	317581219647	**KAZFWOLTUG**
13078	317581219648	**KAZFWOH**
13079	317581219649	**KAZFWOK**
13080	317581219748	**KAZFWOLTUG**
13081	317581219749	**KAZFWOH**
13082	317581298649	**KAZFWOH**
13083	317581298741	**KAZFWOK**
13084	317584298741	**KAZFWOLTUG**
13085	317584719781	**KAZFWOK**
13086	317587498581	**KAZFWOH**
13087	317589618417	**KAZFWOLTUG**
13088	317589619714	**ZFEB**
13089	317 648 519 819	**WMMDKZ, T.2**

13090	317 689 318 918	WMMDKZ, T.1
13091	317 694 318 817	ZFEB
13092	317789136901	KAZFWOH
13093	317801219749	KAZFWOK
13094	317 814 214 917	WMMDKZ, T.1
13095	317 814 217 214	WMMDKZ, T.1
13096	317 814891444	ZPN, T.1
13097	317814898517	ZFEB
13098	317 818 917 918	WMMDKZ, T.1
13099	317841217418	KAZFWOLTUG
13100	317841219718	KAZFWOH
13101	317841294851	KAZFWOLTUG
13102	317 841 491857	ZPN, T.2
13103	317845648931	KAZFWOLTUG
13104	317 849 178 471	WMMDKZ, T.2
13105	317849318541	KAZFWOLTUG
13106	317849519641	KAZFWOH
13107	317851918647	KAZFWOH
13108	317854219781	KAZFWOH
13109	317891217496	KAZFWOLTUG
13110	317891219648	KAZFWOK
13111	317897598648	KAZFWOLTUG
13112	3179 0618 91 18	ZPN, T.2

13113	317 918 478 217	WMMDKZ, Т.1
13114	318014219615	KAZFWOH
13115	318078598647	KAZFWOLTUG
13116	318105694364	KAZFWOLTUG
13117	318 216 718 916	WMMDKZ, Т.1
13118	318 217 218 914	WMMDKZ, Т.1
13119	318 271 228 971	WMMDKZ, Т.1
13120	318301219641	KAZFWOLTUG
13121	318314216819	KNZPFRK, Т.1
13122	318314218498	KAZFWOLTUG
13123	318314219648	KAZFWOLTUG
13124	318316198016	KAZFWOH
13125	318318714517	KAZFWOH
13126	318319 489 061	ZPN, Т.1
13127	318319649741	KAZFWOLTUG
13128	318361218749	KAZFWOK
13129	318361219741	KAZFWOH
13130	318 364 891 871	WMMDKZ, Т.2
13131	318364898741	KAZFWOLTUG
13132	318371216498	KAZFWOLTUG
13133	318371298641	KAZFWOH
13134	318 414 849 161	WMMDKZ, Т.2
13135	318418519617	KAZFWOLTUG

13136	**318419519641**	**KAZFWOLTUG**
13137	**318419 614 717**	**ZPN, T.1**
13138	**318421398728**	**ZFEB**
13139	**318433318491**	**ZFEB**
13140	**318471216814**	**ZFEB**
13141	**318 471289 478**	**KNZPFRK, T.1**
13142	**318471298548**	**KAZFWOLTUG**
13143	**318471519891**	**ZPN, T.2**
13144	**318471819712**	**ZFEB**
13145	**318481219741**	**KAZFWOLTUG**
13146	**318481317548**	**KAZFWOLTUG**
13147	**318481499417**	**ZFEB**
13148	**318489519614**	**ZPN, T.2**
13149	**318489719471**	**KNZPFRK, T.1**
13150	**318491218641**	**KAZFWOLTUG**
13151	**318491218649**	**KAZFWOLTUG**
13152	**318491218749**	**KAZFWOLTUG**
13153	**318491219 067**	**ZPN, T.1**
13154	**318491219749**	**KAZFWOLTUG**
13155	**318491219841**	**KAZFWOLTUG**
13156	**318491519614**	**ZPN, T.2**
13157	**318 491 819 617**	**WMMDKZ, T.2**
13158	**318491898581**	**KAZFWOH**

13159	318491899174	ZPN, T.2
13160	318 492819 714	ZFEB
13161	318496899314	ZPN, T.2
13162	318498519641	KAZFWOH
13163	318501218419	KAZFWOLTUG
13164	318501219378	KAZFWOLTUG
13165	318501219641	KAZFWOLTUG
13166	318501219647	KAZFWOLTUG
13167	318501219648	KAZFWOH
13168	318501219649	KAZFWOLTUG
13169	318501989641	KAZFWOH
13170	318511809649	KAZFWOH
13171	318 512 818 064	WMMDKZ, T.1
13172	318513819714	KAZFWOLTUG
13173	318514019641	KAZFWOLTUG
13174	318514218617	ZFEB
13175	318514218717	KAZFWOLTUG
13176	318514218741	KAZFWOK
13177	318514219316	KAZFWOLTUG
13178	318514219617	KAZFWOK
13179	318514517618	ZFEB
13180	318516319712	ZFEB
13181	318516517498	KAZFWOH

13182	318516718748	**KAZFWOH**
13183	318517219648	**KAZFWOH**
13184	318 517 918 241	**WMMDKZ, T.1**
13185	318518419841	**KAZFWOLTUG**
13186	318519649891	**KAZFWOH**
13187	318519698791	**KAZFWOK**
13188	318531218741	**KAZFWOK**
13189	318531219648	**KAZFWOH**
13190	318531298647	**KAZFWOLTUG**
13191	318531548971	**KAZFWOH**
13192	318538498748	**KAZFWOH**
13193	318538539647	**KAZFWOLTUG**
13194	318541208648	**KAZFWOLTUG**
13195	318541218479	**KAZFWOK**
13196	318541218649	**KAZFWOH**
13197	318541218719	**KAZFWOK**
13198	318541218741	**KAZFWOLTUG**
13199	318541218749	**KAZFWOH**
13200	318541219614	**KAZFWOLTUG**
13201	318541219647	**KAZFWOLTUG**
13202	318541219648	**KAZFWOH**
13203	318541219718	**MZFWGGISM**
13204	318541219748	**KAZFWOK**

13205	318541219781	**KAZFWOH**
13206	318541219841	**KAZFWOLTUG**
13207	318541298648	**KAZFWOH**
13208	318541298741	**KAZFWOK**
13209	318541298748	**KAZFWOK**
13210	318541298749	**KAZFWOK**
13211	318541317518	**KAZFWOH**
13212	318541319471	**KAZFWOH**
13213	318541518641	**KAZFWOLTUG**
13214	318541589741	**KAZFWOLTUG**
13215	318541849741	**KAZFWOH**
13216	318541897891	**KAZFWOLTUG**
13217	318542169841	**KAZFWOLTUG**
13218	318542319478	**KAZFWOLTUG**
13219	318542648317	**KAZFWOLTUG**
13220	318546218517	**KAZFWOLTUG**
13221	318546218749	**KAZFWOK**
13222	318546219748	**KAZFWOK**
13223	318546219749	**KAZFWOK**
13224	318547219847	**KAZFWOLTUG**
13225	318547598748	**KAZFWOH**
13226	318547648781	**KAZFWOH**
13227	318548219647	**KAZFWOH**

13228	318548319741	**KAZFWOLTUG**
13229	318548549641	**KAZFWOLTUG**
13230	318548648741	**KAZFWOH**
13231	318548718498	**KAZFWOLTUG**
13232	318548718641	**KAZFWOH**
13233	318548718741	**KAZFWOK**
13234	318548719641	**KAZFWOLTUG**
13235	318548748741	**KAZFWOK**
13236	318548798648	**KAZFWOH**
13237	318 549 219 641	**WMMDKZ, T.2**
13238	318549219741	**KAZFWOLTUG**
13239	318549298749	**KAZFWOK**
13240	318549318641	**KAZFWOLTUG**
13241	318 549 468 019	**WMMDKZ, T.2**
13242	318549618741	**KAZFWOH**
13243	318549649871	**KAZFWOK**
13244	318549718581	**KAZFWOLTUG**
13245	318549818647	**KAZFWOLTUG**
13246	318549898741	**KAZFWOLTUG**
13247	318561218741	**KAZFWOLTUG**
13248	318561219748	**KAZFWOK**
13249	318561289749	**KAZFWOH**
13250	318561898791	**KAZFWOH**

13251	318564219741	KAZFWOLTUG
13252	318571218419	KAZFWOLTUG
13253	318571218491	KAZFWOLTUG
13254	318571218498	KAZFWOLTUG
13255	318571218749	KAZFWOH
13256	318571218911	KAZFWOLTUG
13257	318571298641	KAZFWOH
13258	318571298649	KAZFWOLTUG
13259	318571298749	KAZFWOH
13260	318574218641	KAZFWOK
13261	318574218748	KAZFWOK
13262	318581214316	KAZFWOH
13263	318581218649	KAZFWOLTUG
13264	318581218741	KAZFWOK
13265	318581219641	KAZFWOLTUG
13266	318581219647	KAZFWOLTUG
13267	318581219649	KAZFWOLTUG
13268	318581219684	KAZFWOH
13269	318581219714	KAZFWOH
13270	318581219741	KAZFWOH
13271	318581219749	KAZFWOH
13272	318581219784	KAZFWOLTUG
13273	318581291694	KAZFWOK

13274	318581298631	**KAZFWOLTUG**
13275	318581298641	**KAZFWOH**
13276	318581298648	**KAZFWOK**
13277	318581298741	**KAZFWOK**
13278	318581298749	**KAZFWOK**
13279	318581298781	**KAZFWOH**
13280	318581397549	**KAZFWOK**
13281	318581681491	**KAZFWOLTUG**
13282	318581918641	**KAZFWOH**
13283	318584319641	**KAZFWOLTUG**
13284	318 586 389 471	**WMMDKZ, Т.2**
13285	318594218741	**KAZFWOK**
13286	318601298586	**KAZFWOH**
13287	318 601989073	**ZPN, Т.2**
13288	318612518714	**ZFEB**
13289	318614219718	**ZFEB**
13290	318614564817	**ZFEB**
13291	318614718512	**ZFEB**
13292	318617918498	**ZPN, Т.2**
13293	318617 918714	**ZFEB**
13294	318 619 819 498	**WMMDKZ, Т.2**
13295	318641218016	**KAZFWOLTUG**
13296	318641218419	**KAZFWOLTUG**

13297	318641218719	**MZFWGGISM**
13298	318641219718	**MZFWGGISM**
13299	318641219749	**KAZFWOK**
13300	318641298749	**KAZFWOH**
13301	318641317581	**KAZFWOH**
13302	318647219314	**KAZFWOLTUG**
13303	318 648219 671	**ZFEB**
13304	318 648219 714	**ZFEB**
13305	318 648219 717	**ZFEB**
13306	318648598741	**KAZFWOH**
13307	318649518781	**KAZFWOH**
13308	318649549781	**KAZFWOK**
13309	318 649 718 891	**KNZPFRK, T.1**
13310	318671218749	**KAZFWOK**
13311	318671298749	**KAZFWOK**
13312	318681298394	**KAZFWOLTUG**
13313	318 682798 214	**ZFEB**
13314	318 688 594 191	**WMMDKZ, T.2**
13315	318 691 219 348	**WMMDKZ, T.2**
13316	318 691 378 549	**WMMDKZ, T.2**
13317	318 694 218 421	**WMMDKZ, T.2**
13318	318 694 369 471	**WMMDKZ, T.2**
13319	318 712 918 212	**WMMDKZ, T.1**

13320	318713149871	KAZFWOH
13321	318714219618	KAZFWOH
13322	318714519618	KAZFWOH
13323	318714519681	KAZFWOH
13324	318714819648	KAZFWOH
13325	318714918514	ZPN, T.1
13326	318717918489	ZPN, T.2
13327	318718519064	KAZFWOLTUG
13328	318718519647	KAZFWOK
13329	318719219647	KAZFWOK
13330	318721214841	KAZFWOLTUG
13331	318721989061	ZPN, T.2
13332	318741218498	KAZFWOH
13333	318741218748	KAZFWOK
13334	318741218749	KAZFWOH
13335	318741219641	KAZFWOK
13336	318741219648	KAZFWOLTUG
13337	318741219748	KAZFWOK
13338	318741219819	KAZFWOK
13339	318741219848	KAZFWOLTUG
13340	318741298648	KAZFWOH
13341	318741298745	KAZFWOH
13342	318741518748	KAZFWOH

13343	318741898748	**KAZFWOH**
13344	318747318549	**KAZFWOK**
13345	318748219814	**KAZFWOLTUG**
13346	318748519641	**KAZFWOLTUG**
13347	318748519648	**KAZFWOLTUG**
13348	318748589781	**KAZFWOK**
13349	318749218641	**KAZFWOLTUG**
13350	318749218648	**KAZFWOK**
13351	318749218741	**KAZFWOK**
13352	318749218751	**KAZFWOLTUG**
13353	318749218781	**KAZFWOH**
13354	318749298731	**KAZFWOK**
13355	318749298748	**KAZFWOK**
13356	318749518317	**KAZFWOH**
13357	318749519641	**KAZFWOH**
13358	318749519871	**KAZFWOK**
13359	318749815016	**KAZFWOH**
13360	318751219649	**KAZFWOH**
13361	318751298741	**KAZFWOK**
13362	318758316641	**KAZFWOK**
13363	318781218749	**KAZFWOK**
13364	318781219614	**KAZFWOH**
13365	318781219641	**KAZFWOLTUG**

13366	318781219647	**KAZFWOLTUG**
13367	318781219648	**KAZFWOH**
13368	318781219649	**KAZFWOLTUG**
13369	318781219714	**KAZFWOH**
13370	318781298641	**KAZFWOLTUG**
13371	318782614 417	**ZFEB**
13372	318791218648	**KAZFWOK**
13373	318831718641	**KAZFWOH**
13374	318849218741	**KAZFWOK**
13375	318894231641	**KAZFWOLTUG**
13376	318 912319641	**KNZPFRK, T.1**
13377	318 912 818 006	**WMMDKZ, T.1**
13378	318915 614 081	**ZPN, T.1**
13379	319014219671	**KAZFWOLTUG**
13380	319 016 789 498	**WMMDKZ, T.1**
13381	319016 819728	**ZPN, T.1**
13382	319 021 713 211	**WMMDKZ, T.1**
13383	319 041219 064	**KNZPFRK, T.1**
13384	319 041899 017	**ZPN, T.1**
13385	319 041 9818 18	**ZPN, T.2**
13386	319 042 219 822	**WMMDKZ, T.1**
13387	319061219871	**KAZFWOK**
13388	319061219897	**KAZFWOK**

13389	319061298741	**KAZFWOK**
13390	319 061 9149 64	**ZPN, T.2**
13391	319 061 919 618	**WMMDKZ, T.1**
13392	319 061 984 216	**ZPN, T.2**
13393	319064519781	**KAZFWOH**
13394	319 078 121 942	**WMMDKZ, T.1**
13395	319081298641	**KAZFWOK**
13396	319 1418 914 17	**ZPN, T.1**
13397	319 215 219 317	**WMMDKZ, T.1**
13398	319 216 519 428	**WMMDKZ, T.1**
13399	319 217 064 827	**WMMDKZ, T.1**
13400	319 217 819 317	**WMMDKZ, T.1**
13401	319 217898 617	**ZPN, T.2**
13402	319 217 916 074	**WMMDKZ, T.1**
13403	319 218 918 217	**WMMDKZ, T.1**
13404	319 241 809 217	**WMMDKZ, T.1**
13405	319 261 819 811	**WMMDKZ, T.1**
13406	319 311 919 811	**WMMDKZ, T.1**
13407	319314819 008	**ZPN, T.1**
13408	319316819851	**KAZFWOH**
13409	319317219498	**ZFEB**
13410	319 317498641	**ZFEB**
13411	319317819817	**ZPN, T.1**

13412	319317875498	ZPN, T.2
13413	319 317 919 777	WMMDKZ, T.1
13414	319318649741	KAZFWOLTUG
13415	319 318 919 818	WMMDKZ, T.1
13416	319 371819498	ZPN, T.2
13417	319 374 819 814	WMMDKZ, T.1
13418	319418514814	ZFEB
13419	319418518411	ZPN, T.2
13420	319418719491	ZFEB
13421	319 419 898 912	WMMDKZ, T.1
13422	319 421 219 221	WMMDKZ, T.1
13423	319 421 919 724	WMMDKZ, T.1
13424	319451269784	KAZFWOLTUG
13425	319459819514	KNZPFRK, T.2
13426	319471218543	KNZPFRK, T.1
13427	319471219894	ZPN, T.2
13428	319 471 819 498	WMMDKZ, T.2
13429	319471819517	ZPN, T.2
13430	319471897185	ZFEB
13431	319481218574	KNZPFRK, T.1
13432	319 481 219 321	WMMDKZ, T.1
13433	319481219642	KAZFWOLTUG
13434	319 481 318 641	WMMDKZ, T.2

13435	319 481 498 671	WMMDKZ, T.1
13436	319481514219	KNZPFRK, T.1
13437	319481519 006	ZPN, T.1
13438	319 481 519 329	WMMDKZ, T.1
13439	319 481 589 671	WMMDKZ, T.2
13440	319481919241	ZPN, T.1
13441	319481919400	ZKAL
13442	319481 919811	ZPN, T.1
13443	319485498713	ZPN, T.2
13444	319 487 914 917	WMMDKZ, T.1
13445	319 487 919 008	WMMDKZ, T.1
13446	319 488 519 318	WMMDKZ, T.1
13447	319488 715988	ZPN, T.1
13448	319 488 891728	ZPN, T.1
13449	319 488 988 210	WMMDKZ, T.1
13450	319 489 219 318	WMMDKZ, T.1
13451	319489481317	ZPN, T.1
13452	319489488516	ZPN, T.2
13453	319489519711	KNZPFRK, T.2
13454	319491219851	KAZFWOH
13455	319 491298 714	ZFEB
13456	319 491718 827	ZPN, T.2
13457	319491819498	ZFEB

13458	319 491 819 647	WMMDKZ, T.2
13459	319498154914	ZPN, T.2
13460	319 498 516 814	WMMDKZ, T.2
13461	319 498541589	ZPN, T.2
13462	319498618798	KAZFWOH
13463	319 498 647 841	KNZPFRK, T.1
13464	319 498 654 917	KNZPFRK, T.1
13465	319498 719 618	ZFEB
13466	319498719671	KNZPFRK, T.1
13467	319501298648	KAZFWOH
13468	319512519671	KNZPFRK, T.1
13469	319514219814	KAZFWOLTUG
13470	319514814713	KNZPFRK, T.1
13471	319516818317	ZFEB
13472	319517218741	KAZFWOK
13473	319517248318	KNZPFRK, T.1
13474	319517518641	KAZFWOH
13475	319517819499	ZPN, T.2
13476	319518614217	ZFEB
13477	319519498517	KNZPFRK, T.2
13478	319548316471	KNZPFRK, T.1
13479	319549719841	KAZFWOK
13480	319581219648	KAZFWOH

13481	319581219741	**KAZFWOH**
13482	319581219748	**KAZFWOH**
13483	319581298564	**KAZFWOK**
13484	319581298741	**KAZFWOK**
13485	319581316549	**KAZFWOK**
13486	319581519671	**KAZFWOH**
13487	319 594 938 716	**WMMDKZ, T.2**
13488	319601219874	**KAZFWOK**
13489	319604219708	**KAZFWOK**
13490	319612719814	**ZFEB**
13491	319612719849	**ZPN, T.2**
13492	319614219718	**KAZFWOLTUG**
13493	319614819516	**KAZFWOH**
13494	319615819491	**ZPN, T.2**
13495	319 617219714	**ZFEB**
13496	319617319489	**ZFEB**
13497	319 617319814	**ZFEB**
13498	319 618 204 881	**WMMDKZ, T.1**
13499	319 618219 718	**ZFEB**
13500	319618318417	**ZFEB**
13501	319618519412	**ZFEB**
13502	319618 719 801	**ZPN, T.1**
13503	319618719814	**ZFEB**

13504	319619898749	**KAZFWOK**
13505	319 621798 471	**KNZPFRK, T.1**
13506	319641218498	**KAZFWOH**
13507	319 641 281 491	**WMMDKZ, T.2**
13508	319 641 289 798	**WMMDKZ, T.2**
13509	319 641 818048	**ZPN, T.2**
13510	319642139781	**KAZFWOH**
13511	319 647 218 471	**WMMDKZ, T.2**
13512	319647318547	**KNZPFRK, T.1**
13513	319 648218 714	**ZFEB**
13514	319 648 281 317	**WMMDKZ, T.2**
13515	319 648 317 498	**WMMDKZ, T.2**
13516	319 648 319 781	**WMMDKZ, T.2**
13517	319 648 519 647	**WMMDKZ, T.2**
13518	319648519671	**KAZFWOLTUG**
13519	319648519714	**KNZPFRK, T.2**
13520	319 648519 791	**KNZPFRK, T.1**
13521	319 648 519 987	**WMMDKZ, T.2**
13522	319 648 719 814	**WMMDKZ, T.2**
13523	319648719841	**KAZFWOLTUG**
13524	319 648895 641	**KNZPFRK, T.1**
13525	319 6489160 74	**ZPN, T.2**
13526	319649218781	**KAZFWOK**

13527	319649319064	**KAZFWOH**
13528	319671819284	**ZPN, T.2**
13529	319 681 214 784	**WMMDKZ, T.2**
13530	319681218749	**KAZFWOK**
13531	319681219647	**KAZFWOH**
13532	319681298788	**KAZFWOH**
13533	319 681 519 894	**WMMDKZ, T.2**
13534	319681719311	**ZPN, T.1**
13535	319 684 218 514	**WMMDKZ, T.2**
13536	319 684218 712	**ZFEB**
13537	319684219874	**KAZFWOLTUG**
13538	319685369871	**KAZFWOK**
13539	319 688316 491	**ZFEB**
13540	319689398741	**KAZFWOLTUG**
13541	319 691 218 712	**WMMDKZ, T.2**
13542	319 694 384 716	**WMMDKZ, T.2**
13543	319 712 919 212	**WMMDKZ, T.1**
13544	319713819491	**KNZPFRK, T.1**
13545	319 713894 748	**KNZPFRK, T.1**
13546	319 714 218 412	**WMMDKZ, T.2**
13547	319 714218 419	**KNZPFRK, T.1**
13548	319 714 219 514	**WMMDKZ, T.1**
13549	319714219815	**KAZFWOLTUG**

13550	319714219816	ZFEB
13551	319 714 819 214	WMMDKZ, T.1
13552	319 715 819 555	WMMDKZ, T.1
13553	319716064817	ZPN, T.1
13554	319 716 818 012	WMMDKZ, T.1
13555	319 717 819 217	WMMDKZ, T.1
13556	319 717 819 227	WMMDKZ, T.1
13557	319 717 819 317	WMMDKZ, T.1
13558	319718219614	ZFEB
13559	319 718219 814	ZFEB
13560	319718317498	ZFEB
13561	319 718516714	KNZPFRK, T.1
13562	319 718519 612	ZFEB
13563	319718519641	KNZPFRK, T.1
13564	319718904614	ZFEB
13565	319 721 919 221	WMMDKZ, T.1
13566	319 728 549 641	WMMDKZ, T.2
13567	319741218648	KAZFWOLTUG
13568	319741219848	KAZFWOH
13569	319741298714	KAZFWOK
13570	319741298749	KAZFWOK
13571	319 742 819 222	WMMDKZ, T.1
13572	319742898471	KAZFWOH

13573	319 744 818 914	ZPN, T.1
13574	319749519641	KAZFWOLTUG
13575	319749898741	KAZFWOLTUG
13576	319751298648	KAZFWOK
13577	319751898711	KAZFWOH
13578	319754219741	KAZFWOK
13579	319 778 219 228	WMMDKZ, T.1
13580	319781219648	KAZFWOK
13581	319781219748	KAZFWOK
13582	319781219784	KAZFWOK
13583	319781219848	KAZFWOK
13584	319781298064	KAZFWOH
13585	319781298749	KAZFWOLTUG
13586	319781894216	ZFEB
13587	319784219841	KAZFWOH
13588	319789316541	KAZFWOLTUG
13589	319789519648	KAZFWOLTUG
13590	319 798 549 164	WMMDKZ, T.2
13591	319 801 498 561	WMMDKZ, T.2
13592	319 811 919 891	WMMDKZ, T.1
13593	319812499718	ZPN, T.2
13594	319 812 519 427	WMMDKZ, T.1
13595	319 812 819 312	WMMDKZ, T.1

13596	319 812 892 319	WMMDKZ, T.1
13597	319 814 219 217	WMMDKZ, T.1
13598	319 814518017	ZPN, T.1
13599	319814819311	ZPN, T.1
13600	319 814 819 914	WMMDKZ, T.1
13601	319 814 888 918	WMMDKZ, T.1
13602	319 814 916784	ZPN, T.2
13603	319814 918217	ZPN, T.1
13604	319 814 919 214	WMMDKZ, T.1
13605	319 814 919 714	WMMDKZ, T.1
13606	319 814 919 814	WMMDKZ, T.1
13607	319 814 919 914	WMMDKZ, T.1
13608	319814967217	KNZPFRK, T.1
13609	319815419814	ZPN, T.2
13610	319 816 819 312	WMMDKZ, T.1
13611	319 817 219 227	WMMDKZ, T.1
13612	319 817 298 061	WMMDKZ, T.1
13613	319817914216	ZPN, T.2
13614	319 817 919 016	WMMDKZ, T.1
13615	319 817 919 217	WMMDKZ, T.1
13616	319817919227	ZPN, T.1
13617	319 817 919 417	WMMDKZ, T.1
13618	319 817 919 617	WMMDKZ, T.1

13619	319 817 919 917	WMMDKZ, T.1
13620	319 818916 713	ZFEB
13621	319819497817	ZFEB
13622	319 821 319 719	WMMDKZ, T.1
13623	319 821491 216	ZPN, T.2
13624	319834219718	KAZFWOLTUG
13625	319 841 219 221	WMMDKZ, T.1
13626	319 841 519 811	WMMDKZ, T.1
13627	319842219648	KAZFWOLTUG
13628	319848519647	KAZFWOH
13629	319849219641	KAZFWOLTUG
13630	319849518647	KAZFWOK
13631	319851219641	KAZFWOLTUG
13632	319851219648	KAZFWOH
13633	319851219748	KAZFWOH
13634	319851298741	KAZFWOK
13635	319851379864	KAZFWOK
13636	319851518741	KAZFWOK
13637	319858698741	KAZFWOLTUG
13638	319859219781	KAZFWOK
13639	319871298749	KAZFWOK
13640	319891218741	KAZFWOK
13641	319891219718	KAZFWOK

13642	319891219874	**KAZFWOK**
13643	319891298641	**KAZFWOK**
13644	319 891 498 516	**WMMDKZ, T.2**
13645	319 891 498 647	**WMMDKZ, T.2**
13646	319 892 219 844	**WMMDKZ, T.1**
13647	319 892 964 718	**WMMDKZ, T.2**
13648	319894019641	**KAZFWOH**
13649	319898519641	**KNZPFRK, T.1**
13650	319 919 819 318	**WMMDKZ, T.1**
13651	321 018 204 516	**WMMDKZ, T.1**
13652	321 694 019 181	**WMMDKZ, T.1**
13653	321748518641	**KAZFWOK**
13654	326 718 216 718	**WMMDKZ, T.1**
13655	328 421 898 712	**WMMDKZ, T.1**
13656	328 471 918 221	**WMMDKZ, T.1**
13657	328 488 984 012	**WMMDKZ, T.1**
13658	328677 918421	**ZPN, T.1**
13659	328 721 428 919	**WMMDKZ, T.1**
13660	328 722 588 731	**WMMDKZ, T.1**
13661	328 784 548 914	**WMMDKZ, T.1**
13662	329 481 918 511	**WMMDKZ, T.1**
13663	329 487 948 216	**WMMDKZ, T.1**
13664	329 717 229 317	**WMMDKZ, T.1**

13665	333 489 312 289	WMMDKZ, T.1
13666	341216895741	KAZFWOLTUG
13667	341217498781	KAZFWOK
13668	341278798741	KAZFWOK
13669	341 318 519 641	WMMDKZ, T.2
13670	341516218748	KAZFWOK
13671	341648241891	KAZFWOLTUG
13672	341851368781	KAZFWOLTUG
13673	341897498671	KNZPFRK, T.1
13674	344810648 712	ZPN, T.2
13675	345489789781	KAZFWOH
13676	345649589741	KAZFWOH
13677	345891298741	KAZFWOH
13678	345894478361	KAZFWOK
13679	346547289781	KNZPFRK, T.1
13680	348 471219 671	KNZPFRK, T.1
13681	348516319518	KNZPFRK, T.1
13682	348 541 618 714	WMMDKZ, T.2
13683	348549298741	KAZFWOK
13684	348561298749	KAZFWOK
13685	348571289741	KAZFWOK
13686	348571298581	KAZFWOK
13687	348574298781	KAZFWOK

13688	348581298648	**KAZFWOK**
13689	348612317514	**ZFEB**
13690	348 617 819 94 1	**KNZPFRK, T.1**
13691	348 647894 713	**KNZPFRK, T.1**
13692	348 671219 789	**KNZPFRK, T.1**
13693	348716814916	**ZPN, T.1**
13694	348741298741	**KAZFWOH**
13695	348749519781	**KAZFWOK**
13696	348751249861	**KAZFWOLTUG**
13697	349 161 894 717	**WMMDKZ, T.2**
13698	349518019671	**KAZFWOLTUG**
13699	349 548 671 214	**WMMDKZ, T.2**
13700	349561879143	**KAZFWOK**
13701	349581219647	**KAZFWOH**
13702	349581249671	**KAZFWOLTUG**
13703	349581298741	**KAZFWOK**
13704	349671219691	**KAZFWOK**
13705	349712894171	**KNZPFRK, T.1**
13706	349 718368 714	**KNZPFRK, T.1**
13707	349781298581	**KAZFWOK**
13708	349785368719	**KAZFWOK**
13709	349851218748	**KAZFWOK**
13710	349851298691	**KAZFWOLTUG**

13711	349851298741	**KAZFWOK**
13712	349871298748	**KAZFWOK**
13713	351219789641	**KAZFWOH**
13714	351278749851	**KAZFWOK**
13715	354851298741	**KAZFWOK**
13716	355649589781	**KAZFWOH**
13717	358016319748	**KAZFWOK**
13718	358641298149	**KAZFWOK**
13719	358741298741	**KAZFWOK**
13720	358742834891	**KAZFWOK**
13721	358748519748	**KAZFWOK**
13722	360149298748	**KAZFWOH**
13723	360194298741	**KAZFWOK**
13724	360501298649	**KAZFWOK**
13725	360504298741	**KAZFWOK**
13726	360549298741	**KAZFWOK**
13727	360897219851	**KAZFWOK**
13728	361019519874	**KAZFWOH**
13729	361019598797	**KAZFWOH**
13730	361019898491	**KAZFWOH**
13731	361089589749	**KAZFWOK**
13732	361204068549	**KAZFWOK**
13733	361214218745	**KAZFWOK**

13734	361214319748	**KAZFWOK**
13735	361218314598	**KAZFWOK**
13736	361218378478	**KAZFWOK**
13737	361218418571	**KAZFWOLTUG**
13738	361218518618	**KAZFWOH**
13739	361218518749	**KAZFWOK**
13740	361218519641	**KAZFWOK**
13741	361218519741	**KAZFWOH**
13742	361218519748	**KAZFWOK**
13743	361218749218	**KAZFWOK**
13744	361218749891	**KAZFWOK**
13745	361219378591	**KAZFWOK**
13746	361219718317	**KAZFWOK**
13747	361219719841	**KAZFWOK**
13748	361219719891	**KAZFWOK**
13749	361219819417	**KAZFWOK**
13750	361219891516	**KAZFWOLTUG**
13751	361219898721	**KAZFWOK**
13752	361241298781	**KAZFWOH**
13753	361249278581	**KAZFWOK**
13754	361271298541	**KAZFWOH**
13755	361281219741	**KAZFWOLTUG**
13756	361281298714	**KAZFWOK**

13757	361291218741	**KAZFWOLTUG**
13758	361291298718	**KAZFWOK**
13759	361291298749	**KAZFWOK**
13760	361291298785	**KAZFWOH**
13761	361291371271	**KAZFWOK**
13762	361291718749	**KAZFWOK**
13763	361291794681	**KAZFWOK**
13764	361291898741	**KAZFWOH**
13765	361294219841	**KAZFWOK**
13766	361294298541	**KAZFWOLTUG**
13767	361294298741	**KAZFWOH**
13768	361294298748	**KAZFWOK**
13769	361294298781	**KAZFWOH**
13770	361294298788	**KAZFWOK**
13771	361294589741	**KAZFWOK**
13772	361294781297	**KAZFWOK**
13773	361294784781	**KAZFWOK**
13774	361294798581	**KAZFWOK**
13775	361294895741	**KAZFWOH**
13776	361294898714	**KAZFWOH**
13777	361297519898	**KAZFWOK**
13778	361298297498	**KAZFWOK**
13779	361298379841	**KAZFWOK**

13780	361298518741	**KAZFWOH**
13781	361298518748	**KAZFWOK**
13782	361298519741	**KAZFWOH**
13783	361298549781	**KAZFWOK**
13784	361298589741	**KAZFWOH**
13785	361298589748	**KAZFWOH**
13786	361298591748	**KAZFWOLTUG**
13787	361298594741	**KAZFWOH**
13788	361298598741	**KAZFWOK**
13789	361298718317	**KAZFWOH**
13790	361298791498	**KAZFWOK**
13791	361298798741	**KAZFWOK**
13792	361298798748	**KAZFWOK**
13793	361319318491	**KAZFWOH**
13794	361381297574	**KAZFWOK**
13795	361381298748	**KAZFWOH**
13796	361 384 219 471	**WMMDKZ, T.2**
13797	361388519718	**KAZFWOH**
13798	361491218581	**KAZFWOLTUG**
13799	361498519714	**KAZFWOLTUG**
13800	361498561478	**KAZFWOLTUG**
13801	361498598781	**KAZFWOH**
13802	361498798641	**KAZFWOH**

13803	361519518741	**KAZFWOH**
13804	361538319741	**KAZFWOH**
13805	361541298748	**KAZFWOK**
13806	361548519741	**KAZFWOH**
13807	361549298741	**KAZFWOH**
13808	361549589781	**KAZFWOH**
13809	361581219849	**KAZFWOH**
13810	361581298741	**KAZFWOH**
13811	361581298749	**KAZFWOH**
13812	361598916491	**ZPN, T.2**
13813	361689578747	**KAZFWOH**
13814	361841219481	**KAZFWOLTUG**
13815	361841219748	**KAZFWOLTUG**
13816	361841219781	**KAZFWOLTUG**
13817	361849519741	**KAZFWOH**
13818	361851261397	**KAZFWOLTUG**
13819	361854219781	**KAZFWOH**
13820	361854298781	**KAZFWOK**
13821	361857378491	**KAZFWOH**
13822	361874719781	**KAZFWOH**
13823	361891219749	**KAZFWOK**
13824	361891291647	**KAZFWOLTUG**
13825	361891291648	**KAZFWOH**

13826	361891298741	**KAZFWOH**
13827	361891318547	**KAZFWOH**
13828	361891379849	**KAZFWOH**
13829	361894298741	**KAZFWOH**
13830	361894371294	**KAZFWOH**
13831	361894519712	**KAZFWOH**
13832	361894897581	**KAZFWOH**
13833	361898598671	**KAZFWOH**
13834	361 948 594 161	**WMMDKZ, T.2**
13835	361948598741	**KAZFWOK**
13836	361974298581	**KAZFWOK**
13837	364015294317	**KAZFWOLTUG**
13838	364017519819	**KAZFWOK**
13839	364018598749	**KAZFWOK**
13840	364061219781	**KAZFWOK**
13841	364061219841	**KAZFWOLTUG**
13842	364061298549	**KAZFWOLTUG**
13843	364081988174	**KAZFWOK**
13844	364 181 298 471	**WMMDKZ, T.2**
13845	364 198 278 471	**WMMDKZ, T.2**
13846	364 198 501 248	**WMMDKZ, T.2**
13847	364198519481	**KNZPFRK, T.1**
13848	364291298741	**KAZFWOK**

13849	364291298748	**KAZFWOK**
13850	364291598781	**KAZFWOK**
13851	364291748781	**KAZFWOK**
13852	364291789741	**KAZFWOK**
13853	364381298748	**KAZFWOLTUG**
13854	364381298749	**KAZFWOK**
13855	364501219748	**KAZFWOH**
13856	364514218741	**KAZFWOK**
13857	364 517 219 581	**WMMDKZ, T.2**
13858	364541218749	**KAZFWOK**
13859	364541218781	**KAZFWOH**
13860	364541298782	**KAZFWOLTUG**
13861	364564898741	**KAZFWOK**
13862	364571896498	**KAZFWOH**
13863	364581218571	**KAZFWOK**
13864	364 581 219 644	**WMMDKZ, T.2**
13865	364581219749	**KAZFWOK**
13866	364581219781	**KAZFWOH**
13867	364581298748	**KAZFWOK**
13868	364581298749	**KAZFWOH**
13869	364581298781	**KAZFWOK**
13870	364581378369	**KAZFWOK**
13871	364581389749	**KAZFWOK**

13872	364581398471	KAZFWOLTUG
13873	364591298781	KAZFWOH
13874	364 618 972 318	WMMDKZ, T.1
13875	364 712 819 418	WMMDKZ, T.2
13876	364748518741	KAZFWOK
13877	364801219781	KAZFWOH
13878	364801219858	KAZFWOK
13879	364801298064	KAZFWOLTUG
13880	364801298741	KAZFWOK
13881	364801298751	KAZFWOH
13882	364804298541	KAZFWOK
13883	364 810 068 901	WMMDKZ, T.2
13884	364 814 501 122	WMMDKZ, T.2
13885	364 815 398 574	WMMDKZ, T.2
13886	364 817 294 317	WMMDKZ, T.2
13887	364 817 384 199	WMMDKZ, T.2
13888	364 819 498 471	WMMDKZ, T.2
13889	364 819 519 614	WMMDKZ, T.2
13890	364831316794	KAZFWOLTUG
13891	364841219741	KAZFWOK
13892	364841298741	KAZFWOLTUG
13893	364841298749	KAZFWOH
13894	364841298781	KAZFWOH

13895	364841519 478	KNZPFRK, T.1
13896	364851219748	KAZFWOH
13897	364851219749	KAZFWOK
13898	364851219894	KAZFWOLTUG
13899	364851294781	KAZFWOLTUG
13900	364851294897	KAZFWOH
13901	364851298717	KAZFWOLTUG
13902	364851298741	KAZFWOH
13903	364851298749	KAZFWOH
13904	364851298751	KAZFWOK
13905	364851298758	KAZFWOK
13906	364851319784	KAZFWOH
13907	364851378497	KAZFWOH
13908	364851694831	KAZFWOLTUG
13909	364851728491	KAZFWOLTUG
13910	364854219878	KAZFWOLTUG
13911	364861298748	KAZFWOK
13912	364864519617	KAZFWOLTUG
13913	364871274561	KAZFWOLTUG
13914	364878539647	KAZFWOH
13915	364 891 219 491	WMMDKZ, T.2
13916	364891219718	KAZFWOLTUG
13917	364891219741	KAZFWOH

13918	364891219841	**KAZFWOH**
13919	364891219898	**KAZFWOK**
13920	364 891 291 471	**WMMDKZ, T.2**
13921	364891294798	**KAZFWOLTUG**
13922	364891294898	**KAZFWOLTUG**
13923	364891298581	**KAZFWOK**
13924	364891298741	**KAZFWOH**
13925	364891298748	**KAZFWOK**
13926	364891298749	**KAZFWOK**
13927	364891298781	**KAZFWOH**
13928	364891298788	**KAZFWOH**
13929	364891298791	**KAZFWOK**
13930	364891398791	**KAZFWOK**
13931	364891518749	**KAZFWOH**
13932	364891519671	**KAZFWOH**
13933	364891519781	**KAZFWOH**
13934	364891548317	**KAZFWOK**
13935	364891548741	**KAZFWOK**
13936	364891548791	**KAZFWOLTUG**
13937	364891589361	**KAZFWOK**
13938	364891789648	**KAZFWOK**
13939	364 891 989 641	**WMMDKZ, T.2**
13940	364895319745	**KAZFWOLTUG**

13941	364895361596	**KAZFWOH**
13942	364897294648	**KAZFWOK**
13943	364897549748	**KAZFWOH**
13944	364898598747	**KAZFWOK**
13945	364 911 894 564	**WMMDKZ, T.2**
13946	364 917 584 218	**WMMDKZ, T.2**
13947	364 918 598 714	**WMMDKZ, T.2**
13948	364 981 219 784	**WMMDKZ, T.2**
13949	365148378581	**KAZFWOH**
13950	365481298548	**KAZFWOH**
13951	365497898781	**KAZFWOH**
13952	365891298741	**KAZFWOH**
13953	367149298584	**KAZFWOLTUG**
13954	367218589681	**KAZFWOH**
13955	367548298741	**KAZFWOLTUG**
13956	367548598741	**KAZFWOH**
13957	367581219841	**KAZFWOH**
13958	367581298748	**KAZFWOK**
13959	367581298749	**KAZFWOH**
13960	367584297478	**KAZFWOK**
13961	367849278541	**KAZFWOLTUG**
13962	367891298741	**KAZFWOH**
13963	368 014 218 548	**WMMDKZ, T.2**

13964	368019519781	**KAZFWOK**
13965	368061298781	**KAZFWOK**
13966	368064298371	**KAZFWOK**
13967	368071298581	**KAZFWOH**
13968	368 142 498 641	**WMMDKZ, T.2**
13969	368 142 598 714	**WMMDKZ, T.2**
13970	368 142 894 216	**WMMDKZ, T.2**
13971	368142897541	**KAZFWOLTUG**
13972	368148108149	**KAZFWOK**
13973	368 174 289 691	**WMMDKZ, T.2**
13974	368 194 371 894	**WMMDKZ, T.2**
13975	368 198 549 617	**WMMDKZ, T.2**
13976	368198589781	**KAZFWOK**
13977	368214289716	**ZFEB**
13978	368 214 598 471	**WMMDKZ, T.2**
13979	368371219848	**KAZFWOK**
13980	368371298491	**KAZFWOK**
13981	368371298741	**KAZFWOK**
13982	368381298781	**KAZFWOK**
13983	368384218749	**KAZFWOLTUG**
13984	368391298741	**KAZFWOLTUG**
13985	368491298741	**KAZFWOLTUG**
13986	368 491 298 749	**WMMDKZ, T.2**

13987	368497568791	KAZFWOLTUG
13988	368498597491	KAZFWOLTUG
13989	368501219748	KAZFWOH
13990	368501298741	KAZFWOH
13991	368501298748	KAZFWOH
13992	368501298749	KAZFWOH
13993	368501298781	KAZFWOK
13994	368501898749	KAZFWOK
13995	368514218581	KAZFWOLTUG
13996	368517389749	KAZFWOH
13997	368531298581	KAZFWOK
13998	368531298781	KAZFWOK
13999	368541214317	KAZFWOH
14000	368541218741	KAZFWOK
14001	368541219871	KAZFWOK
14002	368 541 291 479	WMMDKZ, T.2
14003	368541298714	KAZFWOH
14004	368541298741	KAZFWOK
14005	368541298748	KAZFWOK
14006	368541298749	KAZFWOH
14007	368541298751	KAZFWOK
14008	368541298781	KAZFWOH
14009	368541589681	KAZFWOK

14010	368541589748	**KAZFWOK**
14011	368541589781	**KAZFWOH**
14012	368541849851	**KAZFWOH**
14013	368547219841	**KAZFWOH**
14014	368548298741	**KAZFWOK**
14015	368548598741	**KAZFWOH**
14016	368 549 188 794	**WMMDKZ, T.2**
14017	368549268741	**KAZFWOLTUG**
14018	368549298741	**KAZFWOK**
14019	368549298781	**KAZFWOK**
14020	368549378541	**KAZFWOK**
14021	368549789741	**KAZFWOK**
14022	368561061294	**KAZFWOLTUG**
14023	368561298491	**KAZFWOH**
14024	368561298578	**KAZFWOH**
14025	368561298781	**KAZFWOH**
14026	368571218749	**KAZFWOH**
14027	368571298364	**KAZFWOK**
14028	368571298581	**KAZFWOH**
14029	368571298641	**KAZFWOLTUG**
14030	368571298741	**KAZFWOH**
14031	368571298748	**KAZFWOK**
14032	368571298749	**KAZFWOH**

14033	368571298781	**KAZFWOK**
14034	368571578378	**KAZFWOK**
14035	368574294741	**KAZFWOK**
14036	368574298781	**KAZFWOK**
14037	368578198489	**KAZFWOH**
14038	368578598741	**KAZFWOH**
14039	368581219491	**KAZFWOK**
14040	368581298741	**KAZFWOK**
14041	368581298748	**KAZFWOK**
14042	368581298749	**KAZFWOH**
14043	368581298781	**KAZFWOH**
14044	368591298741	**KAZFWOK**
14045	368591398748	**KAZFWOK**
14046	368594397891	**KAZFWOK**
14047	368597589749	**KAZFWOK**
14048	368 714894 721	**KNZPFRK, T.1**
14049	368 728398 491	**KNZPFRK, T.1**
14050	368741218748	**KAZFWOK**
14051	368741218749	**KAZFWOH**
14052	368741219781	**KAZFWOLTUG**
14053	368741219851	**KAZFWOK**
14054	368741298318	**KAZFWOK**
14055	368741298497	**KAZFWOLTUG**

14056	368741298498	**KAZFWOH**
14057	368741298531	**KAZFWOK**
14058	368741298541	**KAZFWOH**
14059	368741298581	**KAZFWOH**
14060	368741298748	**KAZFWOH**
14061	368741298749	**KAZFWOH**
14062	368741298751	**KAZFWOK**
14063	368741298781	**KAZFWOH**
14064	368741598748	**KAZFWOH**
14065	368741898714	**KAZFWOK**
14066	368741898748	**KAZFWOH**
14067	368748298741	**KAZFWOK**
14068	368748298749	**KAZFWOK**
14069	368748319741	**KAZFWOK**
14070	368748369591	**KAZFWOK**
14071	368748519741	**KAZFWOK**
14072	368748548741	**KAZFWOK**
14073	368748598741	**KAZFWOK**
14074	368748919781	**KAZFWOLTUG**
14075	368749219061	**KAZFWOK**
14076	368749278841	**KAZFWOK**
14077	368749289748	**KAZFWOK**
14078	368749298541	**KAZFWOK**

14079	368749298741	**KAZFWOK**
14080	368749519741	**KAZFWOH**
14081	368749519781	**KAZFWOK**
14082	368749538747	**KAZFWOH**
14083	368749579741	**KAZFWOH**
14084	368749581274	**KAZFWOK**
14085	368749589741	**KAZFWOK**
14086	368749598741	**KAZFWOK**
14087	368751539741	**KAZFWOK**
14088	368781218749	**KAZFWOK**
14089	368781219713	**KAZFWOH**
14090	368781298361	**KAZFWOK**
14091	368781298451	**KAZFWOLTUG**
14092	368781298548	**KAZFWOK**
14093	368781298549	**KAZFWOK**
14094	368781298741	**KAZFWOK**
14095	368781298748	**KAZFWOK**
14096	368781298751	**KAZFWOK**
14097	368781298781	**KAZFWOK**
14098	368781298941	**KAZFWOH**
14099	368794298784	**KAZFWOK**
14100	368798596498	**KAZFWOK**
14101	368 914 898 516	**WMMDKZ, T.2**

14102	368941298748	**KAZFWOK**
14103	368971298741	**KAZFWOK**
14104	369019298749	**KAZFWOK**
14105	369019519641	**KAZFWOLTUG**
14106	369049298781	**KAZFWOLTUG**
14107	369061298781	**KAZFWOK**
14108	369 481 319 478	**WMMDKZ, T.2**
14109	369 489 598 716	**WMMDKZ, T.2**
14110	369541298748	**KAZFWOK**
14111	369549298741	**KAZFWOK**
14112	369574298748	**KAZFWOK**
14113	369 581 298 471	**WMMDKZ, T.2**
14114	369581298749	**KAZFWOK**
14115	369581298781	**KAZFWOH**
14116	369581698791	**KAZFWOH**
14117	369681398781	**KAZFWOLTUG**
14118	369714218748	**KAZFWOK**
14119	369741298549	**KAZFWOH**
14120	369741298581	**KAZFWOH**
14121	369741298748	**KAZFWOK**
14122	369741298781	**KAZFWOLTUG**
14123	369741389789	**KAZFWOH**
14124	369741898361	**KAZFWOH**

14125	369748519781	KAZFWOK
14126	369748598741	KAZFWOK
14127	369749298741	KAZFWOLTUG
14128	369751298741	KAZFWOH
14129	369781298497	KAZFWOH
14130	369781298597	KAZFWOK
14131	369781298741	KAZFWOK
14132	369781298748	KAZFWOK
14133	369781298749	KAZFWOH
14134	369841279851	KAZFWOLTUG
14135	369841298748	KAZFWOK
14136	369841298749	KAZFWOK
14137	369851219781	KAZFWOH
14138	369851269491	KAZFWOLTUG
14139	369851298794	KAZFWOH
14140	369851579891	KAZFWOK
14141	369891298748	KAZFWOK
14142	369891298749	KAZFWOK
14143	371218398647	KAZFWOK
14144	371218518749	KAZFWOK
14145	371218519714	KAZFWOK
14146	371218549891	KAZFWOH
14147	371219519648	KAZFWOK

14148	371219898748	**KAZFWOK**
14149	371281219641	**KAZFWOLTUG**
14150	371284298749	**KAZFWOK**
14151	371 284514 647	**KNZPFRK, T.1**
14152	371291278368	**KAZFWOK**
14153	371291298647	**KAZFWOK**
14154	371291498647	**KAZFWOK**
14155	371294298748	**KAZFWOK**
14156	371294389781	**KAZFWOK**
14157	371294589748	**KAZFWOK**
14158	371298498691	**KAZFWOK**
14159	371298549891	**KAZFWOK**
14160	371489671291	**KAZFWOLTUG**
14161	371498598641	**KAZFWOK**
14162	371514298748	**KAZFWOK**
14163	371514298781	**KAZFWOH**
14164	371541298741	**KAZFWOH**
14165	371548298641	**KAZFWOH**
14166	371 549 619 814	**WMMDKZ, T.2**
14167	371549817014	**KAZFWOH**
14168	371 821498317	**ZFEB**
14169	371851298741	**KAZFWOH**
14170	371854298741	**KAZFWOH**

14171	371894218795	**KAZFWOLTUG**
14172	371894219848	**KAZFWOLTUG**
14173	371894581916	**KAZFWOLTUG**
14174	374 841 219 471	**WMMDKZ, Т.2**
14175	374841219848	**KAZFWOLTUG**
14176	374841298648	**KAZFWOK**
14177	374851219789	**KAZFWOK**
14178	374851298749	**KAZFWOK**
14179	374891294851	**KAZFWOLTUG**
14180	374891298748	**KAZFWOK**
14181	374895396381	**KAZFWOLTUG**
14182	374981298649	**KAZFWOK**
14183	375148598748	**KAZFWOLTUG**
14184	375184219649	**KAZFWOK**
14185	375489498741	**KAZFWOH**
14186	375491298641	**KAZFWOH**
14187	375498698541	**KAZFWOLTUG**
14188	375581298649	**KAZFWOH**
14189	375851298641	**KAZFWOH**
14190	375891298641	**KAZFWOH**
14191	375894319781	**KAZFWOK**
14192	378471298491	**KAZFWOH**
14193	378 472919504	**KNZPFRK, Т.1**

14194	378491819161	ZFEB
14195	378 498 514 916	WMMDKZ, T.2
14196	378541298641	KAZFWOH
14197	378541298647	KAZFWOLTUG
14198	378541298648	KAZFWOK
14199	378541298741	KAZFWOH
14200	378541298749	KAZFWOK
14201	378541598748	KAZFWOK
14202	378548179471	KAZFWOH
14203	378548648741	KAZFWOK
14204	378549298741	KAZFWOK
14205	378549679891	KAZFWOK
14206	378561298748	KAZFWOK
14207	378561298749	KAZFWOK
14208	378564298541	KAZFWOK
14209	378571298741	KAZFWOK
14210	378581278498	KAZFWOK
14211	378581298641	KAZFWOK
14212	378581298648	KAZFWOK
14213	378591298671	KAZFWOK
14214	378681219418	KAZFWOLTUG
14215	378681298751	KAZFWOH
14216	378749278941	KAZFWOLTUG

14217	378749298648	**KAZFWOK**
14218	378781298641	**KAZFWOH**
14219	378 819 498 881	**WMMDKZ, T.1**
14220	379 041 298 517	**WMMDKZ, T.2**
14221	379 491 814 219	**WMMDKZ, T.2**
14222	379 814 919 718	**WMMDKZ, T.2**
14223	379841298749	**KAZFWOK**
14224	379841298781	**KAZFWOH**
14225	379849298647	**KAZFWOK**
14226	379851279489	**KAZFWOLTUG**
14227	379851298748	**KAZFWOK**
14228	379891298647	**KAZFWOK**
14229	379898368748	**KAZFWOK**
14230	380164219788	**KAZFWOLTUG**
14231	381014514861	**KAZFWOH**
14232	381019698741	**KAZFWOH**
14233	381219749891	**KAZFWOK**
14234	381231498749	**KAZFWOK**
14235	381274298648	**KAZFWOK**
14236	381294201498	**KAZFWOK**
14237	381294368748	**KAZFWOK**
14238	381294589741	**KAZFWOK**
14239	381298749271	**KAZFWOK**

14240	381318298641	KAZFWOLTUG
14241	381364818574	KAZFWOK
14242	381494851368	KNZPFRK, T.1
14243	381496598748	KAZFWOLTUG
14244	381549174861	KAZFWOH
14245	381581298641	KAZFWOH
14246	381582498741	KAZFWOLTUG
14247	381601219418	KAZFWOLTUG
14248	381648574971	KAZFWOH
14249	381648791219	KAZFWOH
14250	381649281541	KAZFWOLTUG
14251	381649281731	KAZFWOLTUG
14252	381649291841	KAZFWOLTUG
14253	381719819641	KAZFWOH
14254	381741218748	KAZFWOK
14255	381741291648	KAZFWOLTUG
14256	381781498641	KAZFWOK
14257	383141898641	KAZFWOK
14258	384061294891	KAZFWOLTUG
14259	384 161 219 491	WMMDKZ, T.2
14260	384198088 017	ZPN, T.2
14261	384291748298	KAZFWOK
14262	384294519671	KNZPFRK, T.1

14263	384501294648	**KAZFWOK**
14264	384516318749	**KAZFWOLTUG**
14265	384541284546	**KAZFWOLTUG**
14266	384581219478	**KNZPFRK, T.1**
14267	384581219749	**KAZFWOLTUG**
14268	384 591 689 374	**WMMDKZ, T.2**
14269	384 619 818 061	**WMMDKZ, T.2**
14270	384741298548	**KAZFWOK**
14271	384748589741	**KAZFWOK**
14272	384831319648	**KAZFWOK**
14273	384 914891 471	**KNZPFRK, T.1**
14274	385142801648	**KAZFWOLTUG**
14275	385149689748	**KAZFWOLTUG**
14276	385194219748	**KAZFWOH**
14277	385198571496	**KAZFWOK**
14278	385364219741	**KAZFWOK**
14279	385391295681	**KAZFWOLTUG**
14280	385471298641	**KAZFWOH**
14281	385610140849	**KAZFWOLTUG**
14282	385641219749	**KAZFWOLTUG**
14283	385647318498	**KAZFWOH**
14284	385648397841	**KAZFWOLTUG**
14285	385649895741	**KAZFWOLTUG**

14286	385681217319	**KAZFWOLTUG**
14287	385681219788	**KAZFWOLTUG**
14288	385681298491	**KAZFWOLTUG**
14289	385681298741	**KAZFWOLTUG**
14290	385681298749	**KAZFWOK**
14291	385681319784	**KAZFWOLTUG**
14292	385741219894	**KAZFWOLTUG**
14293	385741298648	**KAZFWOH**
14294	385741298649	**KAZFWOK**
14295	385749285647	**KAZFWOK**
14296	385749789718	**KAZFWOK**
14297	385781218741	**KAZFWOK**
14298	385851619497	**KAZFWOLTUG**
14299	386145319871	**KAZFWOLTUG**
14300	386148598714	**KAZFWOLTUG**
14301	386149279871	**KAZFWOK**
14302	386 149 948 511	**WMMDKZ, T.2**
14303	386194518781	**KAZFWOH**
14304	386541218749	**KAZFWOH**
14305	386581298741	**KAZFWOK**
14306	386581298749	**KAZFWOK**
14307	387541298781	**KAZFWOH**
14308	387581219649	**KAZFWOH**

14309	388 427 918 227	WMMDKZ, T.1
14310	388519397544	ZFEB
14311	388 916890819	ZPN, T.1
14312	3890181 719 18	ZPN, T.2
14313	389 216 489 011	ZPN, T.1
14314	389 219 217 419	WMMDKZ, T.1
14315	389 412 819 322	WMMDKZ, T.1
14316	389 461 894 171	WMMDKZ, T.2
14317	389 497 368 141	WMMDKZ, T.2
14318	389519819648	KAZFWOK
14319	389531298641	KAZFWOK
14320	389 541 379 818	WMMDKZ, T.2
14321	389549698748	KAZFWOLTUG
14322	389568319714	KNZPFRK, T.1
14323	389571298748	KAZFWOK
14324	389581219647	KAZFWOLTUG
14325	389581289641	KAZFWOLTUG
14326	389581298748	KAZFWOK
14327	389601289491	KAZFWOLTUG
14328	389601298749	KAZFWOK
14329	389641298781	KAZFWOH
14330	389641298791	KAZFWOLTUG
14331	389641589714	KAZFWOH

14332	389648318741	**KAZFWOLTUG**
14333	389671 298989	**ZPN, T.2**
14334	389 671 899 211	**WMMDKZ, T.1**
14335	389681298491	**KAZFWOLTUG**
14336	389681298647	**KAZFWOLTUG**
14337	389681298791	**KAZFWOLTUG**
14338	389689784061	**KAZFWOLTUG**
14339	389 691 974 846	**WMMDKZ, T.2**
14340	389701298641	**KAZFWOK**
14341	389714298613	**KAZFWOLTUG**
14342	389718516314	**KAZFWOH**
14343	389741289549	**KAZFWOLTUG**
14344	389741298541	**KAZFWOH**
14345	389741298641	**KAZFWOH**
14346	389741298648	**KAZFWOK**
14347	389741298748	**KAZFWOK**
14348	389741298749	**KAZFWOK**
14349	389741298781	**KAZFWOH**
14350	389748598641	**KAZFWOLTUG**
14351	389749289647	**KAZFWOK**
14352	389749298648	**KAZFWOK**
14353	389781219649	**KAZFWOK**
14354	389781219681	**KAZFWOLTUG**

14355	**389781298498**	**KAZFWOLTUG**
14356	**389781298649**	**KAZFWOK**
14357	**389781298671**	**KAZFWOK**
14358	**389781298749**	**KAZFWOH**
14359	**390619 001798**	**ZPN, T.1**

AKTUELLE WEBINARE/ ONLINE-SEMINARE/DVD´S/CD´S
WWW.SVET-CENTRE.COM

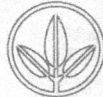

Die Steuerung. Die Konzentration. Das Denken.

In dieser Lehre als Element der Steuerung tritt an erste Stelle die Aufgabe der Rettung Aller durch die Technologie der Nutzung verschiedener Elemente der Steuerung auf: die Seele, der Geist, das Bewusstsein, der physischen Körper und so weiter.

Diese Lehre begreifend, kann jeder Mensch der Herr seines Schicksals werden. Der angebotene Kurs des Seminars schließt verschiedene Methoden der Steuerung der Ereignisse, des eigenen Lebens (Innere und Äußere Ereignisse) ein, wohin auch die Wiederherstellung der Gesundheit eingeht, zulassend, das eigene Bewusstsein auszudehnen und zu lernen, die uns umgebende Realität zu steuern.

Wir möchten klarstellen, dass die Methoden der Konzentrationen des Bewusstseins eben als Methoden der Konzentrationen gibt, und nicht der Meditationen. Der Unterschied besteht im Folgenden: bei bestimmten Meditation ist es erforderlich, den Prozess des Denkens abzuschalten und, zu versuchen sich im umgebenden Raum aufzulösen und mit ihm zu verschmelzen, und die Konzentrationen nach unseren Methoden vermuten gerade das Vorhandensein während der Konzentrationen des Prozesses des Denkens, aber nur des richtigen Denkens und durch das Denken, durch die Konzentration auf der Aufgabe, an der Sie arbeiten, wird eben das Ziel der Steuerung erreicht. Die Einstellung während der Arbeitszeit an seinen Aufgaben auf das allgemeine Wohl beschleunigt den Prozess der Errungenschaft des Ergebnisses. Das richtige Denken bedeutet in jeder unserer Handlungen, in jeder Situation die grenzenlose Liebe Gottes zu uns zu sehen. Erinnern Sie sich! Alles was gemacht wird, geschieht zum Besten. Wenn wir beginnen werden, zu verstehen, dass alle Ereignisse im Leben zu einem bestimmten Ziel geschehen, wobei im globalen Maßstab gibt es nur ein einziges Ziel — unsere ewige Entwicklung, so werden wir verstehen, dass alles und immer zu unserem Besten geschieht, da in jeder unserer Handlung die Handlung des Schöpfers anwesend ist. Und die Handlung Gottes ist Seine Liebe, die persönlich zu jedem und zu Allen zusammen gerichtet ist. Die Anwesenheit der Liebe Gottes in jedem Ereignis lässt maximal zu, die möglichen negativen Folgen unsere nicht schöpferischen Handlungen (negative Gedanken, Wörter, Gefühle, Emotionen) zu minimieren. Eben so kann man die Empfehlung entziffern: Danken Sie Gott für alles Gute und Schlechte. In schwersten Minuten unseres Lebens trägt Er uns auf seinen Händen. Wenn man das Niveau der Entwicklung unseres Bewusstseins berücksichtigt, so sind alle ungünstigen Ereignisse, einschließlich die Krankheiten- Lehren, die wir mit Ihnen für die Strukturierung unseres Bewusstseins und der erfolgreichen Realisierung der Aufgabe Gottes — der ewigen harmonischen Entwicklung des Menschen und der ganzen ihn umgebenden Realität durchgehen müssen.

Vorträge:

Die Ausbildung auf den Seminaren und Vorlesungen erfolgt nicht nur verbal über Worte und deren Inhalt, sondern auch auf der Ebene der Seele. Das, was der Mensch auf der Ebene des Bewusstseins nicht versteht, versteht er auf der Ebene der Seele. Die Seele nimmt das Wissen wahr und zeigt es später als Ergebnis auf der physischen Ebene. Das heißt, dem Menschen braucht man bei dieser Methodik nur zu erklären, wie etwas geschieht und auf der Ebene der geistigen Strukturen wird es zum inneren Wissen.

Das Licht des Wissens nimmt jeder Mensch wahr, unabhängig von seinem Bewusstsein. Mit diesem Wissen und den Methoden zur Anwendung kann jeder Mensch sich selbst und Anderen helfen Gesundheit wiederzuerlangen und Ereignisse zu harmonisieren.

Seit 2000 arbeiten wir praktisch mit dieser Lehre, entwickeln sie und uns weiter und vermitteln ständig alle Erkenntnisse an interessierte Menschen. Alle Methoden und Techniken sind durch persönliche Erfahrungen geprüft und bestätigt. Wir stehen auch in Verbindung mit den Instituten in Russland, um neue Erkenntnisse in unsere Arbeit zu integrieren.

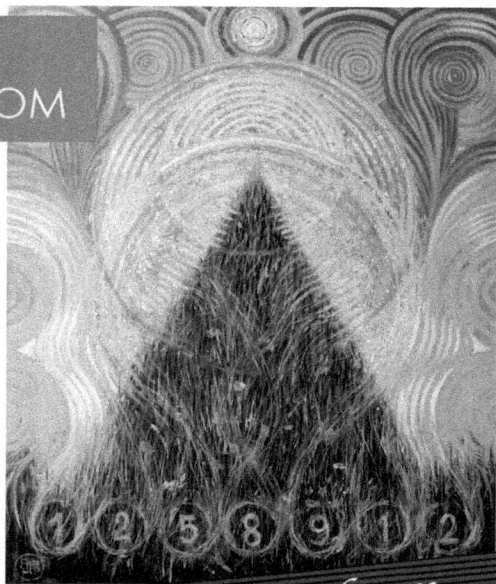

*9 7 8 3 9 4 5 5 4 9 3 3 9 *